Gedanken voller Kraft

Wie Sie Ihre Gedanken zu Ihrer wichtigsten
Ressource und Ihrem größten Potenzial machen
können

Inhaltsverzeichnis

Einleitung

Wie geht es Ihnen heute? Fühlen Sie sich gesund? Nicht nur körperlich, sondern auch psychisch und sozial? Sind Sie fit, vital und energiegeladen? Lieben und respektieren Sie sich selbst und andere? Verwirklichen Sie Ihre Ziele und Träume? Genießen Sie Ihr Leben?

Vielleicht antworten Sie auf diese Fragen mit einem klaren Ja. Vielleicht sind Sie zufrieden mit Ihrem aktuellen Zustand und brauchen keine Veränderung. Vielleicht haben Sie schon alles erreicht, was Sie sich wünschen.

Aber vielleicht antworten Sie auch mit einem Zögern oder einem Nein. Vielleicht fühlen Sie sich nicht so gesund, wie Sie es gerne wären. Vielleicht haben Sie körperliche oder seelische Beschwerden, die Sie belasten. Vielleicht sind Sie unglücklich mit sich selbst oder Ihren Beziehungen. Vielleicht haben Sie noch unerfüllte Ziele und Träume, die Sie aufgeschoben oder aufgegeben haben. Vielleicht empfinden Sie Ihr Leben als langweilig, sinnlos oder leer.

Wenn Sie zu dieser zweiten Gruppe gehören, dann habe ich eine gute Nachricht für Sie: Sie können etwas tun, um Ihre Situation zu verbessern. Sie können etwas tun, um Ihre Gesundheit und Ihr Glück zu steigern. Sie können etwas tun, um Ihr Leben lebenswert zu machen.

Das ist die Botschaft der Positiven Psychologie. Die Positive Psychologie ist eine wissenschaftliche Disziplin, die sich mit dem beschäftigt, was das Leben lebenswert macht. Sie erforscht, was uns glücklich, zufrieden, erfüllt und sinnvoll macht. Sie untersucht, wie wir unsere Stärken, Talente und Potenziale entfalten können.

Und sie zeigt uns, wie wir mit Herausforderungen, Krisen und Rückschlägen umgehen können.

Die Positive Psychologie ist also nicht nur eine Theorie, sondern auch eine Praxis. Sie bietet uns praktische Werkzeuge, Übungen und Affirmationen, die wir in unserem Alltag anwenden können, um unsere Gesundheit und unser Wohlbefinden zu fördern. Sie lehrt uns, wie wir unsere Gedanken, Gefühle und Handlungen positiv beeinflussen können. Und sie inspiriert uns, unsere Ziele und Träume zu verwirklichen.

In diesem Buch möchte ich Ihnen eine Einführung in die Inhalte und Anwendungen der Positiven Psychologie geben. Ich möchte Ihnen zeigen, wie Sie die Erkenntnisse und Methoden dieser spannenden Wissenschaft für sich selbst und andere nutzen können. Ich möchte Ihnen helfen, Ihre Gesundheit und Ihr Glück zu steigern.

Dazu werde ich Ihnen in den folgenden Kapiteln verschiedene Aspekte der Positiven Psychologie vorstellen, die Sie begeistern, überraschen und bereichern werden. Sie werden erfahren, wie Sie:

- Die Kraft Ihrer Gedanken nutzen können, um Ihre Einstellung, Ihre Glaubenssätze und Ihre Ziele positiv zu gestalten

- Die Kunst der Achtsamkeit erlernen können, um Ihre Aufmerksamkeit, Ihre Wahrnehmung und Ihr Bewusstsein zu schärfen

- Die Freude der Dankbarkeit erleben können, um Ihre Erfolge, Ihre Beziehungen und Ihr Leben zu wertschätzen

- Die Magie der Vergebung erfahren können, um Ihre Schuld, Ihre Konflikte und Ihre Vergangenheit loszulassen

- Die Schönheit der Liebe spüren können, um Ihre Nähe, Ihre Intimität und Ihre Mitmenschlichkeit zu erhöhen

- Die Weisheit Ihrer Intuition entfalten können, um Ihre Kreativität, Ihre Inspiration und Ihre Authentizität zu entfalten

- Die Fülle des Lebens erkennen und schätzen können, um Ihre Ziele, Ihren Sinn und Ihre Erfüllung zu finden

Ich hoffe, dass Sie dieses Buch interessant, informativ und inspirierend finden. Ich hoffe, dass Sie einige Anregungen und Tipps für Ihre eigene Gesundheit und Ihr eigenes Glück mitnehmen können. Und ich hoffe, dass Sie dieses Buch mit einem Lächeln auf Ihrem Gesicht und in Ihrem Herzen beenden.

Sind Sie bereit, sich auf diese spannende Reise zu begeben? Dann lassen Sie uns beginnen!

Kapitel 1: Die Kraft der Gedanken

Haben Sie sich schon einmal gefragt, wie Ihre Gedanken Ihre Gesundheit beeinflussen? Wie oft denken Sie positiv oder negativ über sich selbst, Ihre Situation oder Ihre Zukunft? Wie sehr lassen Sie sich von Ihren Gedanken leiten oder einschränken?

Unsere Gedanken sind mächtig. Sie beeinflussen, wie wir die Welt sehen, bewerten und interpretieren. Sie sind geprägt von unseren Erfahrungen, Erwartungen, Werten und Überzeugungen. Unsere Gedanken haben einen großen Einfluss auf unsere Gesundheit, sowohl auf die körperliche als auch auf die psychische.

Vielleicht glauben Sie, dass Ihre Gedanken nur eine passive Reaktion auf Ihre Umstände sind. Dass Sie nichts an ihnen ändern können. Dass Sie ihnen ausgeliefert sind. Aber das ist nicht wahr. Sie können Ihre Gedanken aktiv gestalten. Sie können Ihre Gedanken positiv beeinflussen. Sie können Ihre Gedanken zu Ihrem Vorteil nutzen.

Wie können Sie das tun? Das ist die zentrale Frage, die wir in diesem Kapitel beantworten wollen. Dabei stützen wir uns auf die Erkenntnisse und Methoden der Positiven Psychologie, einer wissenschaftlichen Disziplin, die sich mit dem beschäftigt, was das Leben lebenswert macht.

Die Positive Psychologie zeigt uns, wie wir unsere Einstellung, unsere Glaubenssätze und unsere Ziele positiv beeinflussen können. Dabei geht es nicht darum, die Realität zu verleugnen oder zu beschönigen, sondern darum, eine konstruktive, optimistische und lösungsorientierte Sichtweise zu entwickeln.

In diesem Kapitel werden wir Ihnen einige spannende Fakten, Geschichten und Übungen vorstellen, die Ihnen helfen können, Ihre Gedanken positiv zu gestalten. Sie werden lernen, wie Sie:

- Ihre Glaubenssätze und Überzeugungen erkennen, hinterfragen und verändern können. Sie werden erfahren, wie Sie Ihre negativen und einschränkenden Gedanken identifizieren und durch positive und ermutigende Gedanken ersetzen können. Sie werden sehen, wie Sie Ihre Selbstwirksamkeit und Ihr Selbstvertrauen steigern können.
- SMARTe Ziele setzen und Ihre Visionen visualisieren können. Sie werden erfahren, wie Sie Ihre Ziele klar, messbar, erreichbar, relevant und terminiert formulieren können. Sie werden sehen, wie Sie Ihre Visionen lebendig und anschaulich vor Ihrem inneren Auge erscheinen lassen können. Sie werden spüren, wie Sie Ihre Motivation und Ihre Begeisterung erhöhen können.
- Ihre Selbstreflexion nutzen können, um Ihre inneren Dialoge zu verstehen und zu gestalten. Sie werden erfahren, wie Sie Ihre Gedanken bewusst wahrnehmen und analysieren können. Sie werden sehen, wie Sie Ihre Gedanken positiv formulieren und umformulieren können. Sie werden hören, wie Sie Ihre Gedanken zu Ihrem besten Freund und Verbündeten machen können.

- Die Rolle der Emotionen in der positiven Psychologie verstehen und positive Emotionen erleben und verstärken können. Sie werden erfahren, wie Ihre Gedanken und Ihre Emotionen zusammenhängen und sich gegenseitig beeinflussen. Sie werden sehen, wie Sie Ihre positiven Emotionen wie Freude, Liebe, Dankbarkeit oder Stolz bewusst wahrnehmen und ausdrücken können. Sie werden fühlen, wie Sie Ihre positiven Emotionen verstärken und verlängern können.
- Achtsamkeitstechniken integrieren können, um einen klaren Geist zu bewahren. Sie werden erfahren, was Achtsamkeit ist und wie Sie sie praktizieren können. Sie werden sehen, wie Sie Ihre Aufmerksamkeit und Konzentration verbessern können. Sie werden spüren, wie Sie Ihre Wahrnehmung und Ihr Bewusstsein erweitern können.

Lassen Sie uns nun diese Themen genauer betrachten. Ihre Glaubenssätze und Überzeugungen erkennen, hinterfragen und verändern

Was glauben Sie über sich selbst, Ihre Fähigkeiten, Ihre Möglichkeiten, Ihre Zukunft? Was halten Sie für wahr, richtig, wichtig, wertvoll? Was erwarten Sie von sich selbst, von anderen, vom Leben?

Ihre Glaubenssätze und Überzeugungen sind die Grundlage Ihrer Gedanken. Sie sind wie Filter, durch die Sie die Welt interpretieren. Sie sind wie Regeln, nach denen Sie handeln. Sie sind wie Programme, die Ihr Verhalten steuern.

Aber woher kommen Ihre Glaubenssätze und Überzeugungen? Sie sind das Ergebnis Ihrer Erfahrungen, Ihrer Erziehung, Ihrer Kultur, Ihrer Bildung, Ihrer Religion, Ihrer Medien, Ihrer **Vorbilder, Ihrer Freunde, Ihrer Familie. Sie sind das Ergebnis Ihrer Interpretationen, Ihrer Bewertungen, Ihrer Schlussfolgerungen, Ihrer Verallgemeinerungen, Ihrer Verzerrungen.**

Das Problem ist: Viele Ihrer Glaubenssätze und Überzeugungen sind unbewusst, unreflektiert, ungenau, irrational, negativ oder einschränkend. Sie behindern Sie, anstatt Sie zu fördern. Sie schaden Ihnen, anstatt Ihnen zu nutzen. Sie machen Sie unglücklich, anstatt Sie glücklich zu machen.

Zum Beispiel:

- Sie glauben, dass Sie nicht gut genug sind, dass Sie nicht liebenswert sind, dass Sie nicht erfolgreich sein können, dass Sie nicht glücklich sein können.
- Sie glauben, dass Sie immer perfekt sein müssen, dass Sie immer die Erwartungen anderer erfüllen müssen, dass Sie

immer alles kontrollieren müssen, dass Sie immer alles
wissen müssen.

- Sie glauben, dass das Leben hart ist, dass die Welt ungerecht
  ist, dass die Menschen böse sind, dass das Schicksal gegen
  Sie ist.

Wie können Sie solche negativen und einschränkenden Glaubenssätze und Überzeugungen erkennen, hinterfragen und verändern? Hier sind einige Schritte, die Sie befolgen können:

1. Schreiben Sie Ihre Gedanken auf. Wenn Sie sich in einer schwierigen Situation befinden oder eine negative Emotion erleben, schreiben Sie auf, was Sie denken. Seien Sie ehrlich und konkret. Zum Beispiel: "Ich bin so dumm, ich habe die Prüfung verhauen." Oder: "Ich bin so hässlich, niemand wird mich je lieben." Oder: "Ich bin so unfähig, ich werde nie einen guten Job finden."

2. Identifizieren Sie Ihre Glaubenssätze und Überzeugungen. Fragen Sie sich, was hinter Ihren Gedanken steckt. Was glauben Sie über sich selbst, über andere, über die Situation, über die Zukunft? Was halten Sie für wahr, richtig, wichtig, wertvoll? Was erwarten Sie von sich selbst, von anderen, vom Leben? Zum Beispiel: "Ich glaube, dass ich nur etwas wert bin, wenn ich gute Noten habe." Oder: "Ich glaube, dass ich nur geliebt werde, wenn ich schön bin." Oder: "Ich

glaube, dass ich nur erfolgreich bin, wenn ich einen guten Job habe."

3. Hinterfragen Sie Ihre Glaubenssätze und Überzeugungen. Fragen Sie sich, ob Ihre Glaubenssätze und Überzeugungen wahr, hilfreich und förderlich sind. Gibt es Beweise, die sie stützen oder widerlegen? Gibt es alternative Sichtweisen oder Möglichkeiten? Gibt es positive Aspekte oder Chancen? Zum Beispiel: "Ist es wirklich wahr, dass ich nur etwas wert bin, wenn ich gute Noten habe? Gibt es nicht auch andere Qualitäten, die mich ausmachen? Kann ich nicht auch aus meinen Fehlern lernen und mich verbessern?" Oder: "Ist es wirklich wahr, dass ich nur geliebt werde, wenn ich schön bin? Gibt es nicht auch andere Faktoren, die eine Rolle spielen? Kann ich nicht auch meine innere Schönheit zeigen und schätzen?" Oder: "Ist es wirklich wahr, dass ich nur erfolgreich bin, wenn ich einen guten Job habe? Gibt es nicht auch andere Wege, um Erfolg zu definieren und zu erreichen? Kann ich nicht auch meine Leidenschaft und meine Stärken nutzen?"

4. Verändern Sie Ihre Glaubenssätze und Überzeugungen. Wenn Sie feststellen, dass Ihre Glaubenssätze und Überzeugungen negativ oder einschränkend sind, versuchen Sie, sie durch positive oder erweiternde Glaubenssätze und Überzeugungen zu ersetzen. Sie können sich dabei an folgenden Kriterien orientieren:

- Ihre neuen Glaubenssätze und Überzeugungen sollten wahr sein, das heißt, sie sollten auf Fakten, Beweisen oder Erfahrungen basieren, nicht auf Vermutungen, Vorurteilen oder Ängsten.
- Ihre neuen Glaubenssätze und Überzeugungen sollten hilfreich sein, das heißt, sie sollten Ihnen nützen, nicht

schaden. Sie sollten Ihnen Kraft, Mut oder Zuversicht geben, nicht Schwäche, Angst oder Zweifel.
- Ihre neuen Glaubenssätze und Überzeugungen sollten förderlich sein, das heißt, sie sollten Sie unterstützen, Ihre Ziele und Träume zu erreichen, nicht verhindern, behindern oder sabotieren.

Zum Beispiel: Anstatt zu glauben, dass Sie nicht gut genug sind, können Sie glauben, dass Sie wertvoll und einzigartig sind. Anstatt zu glauben, dass Sie immer perfekt sein müssen, können Sie glauben, dass Sie immer Ihr Bestes geben können. Anstatt zu glauben, dass das Leben hart ist, können Sie glauben, dass das Leben voller Möglichkeiten ist.

Um Ihre neuen Glaubenssätze und Überzeugungen zu verankern, können Sie verschiedene Techniken anwenden,

wie zum Beispiel :

- Affirmationen: Das sind positive Aussagen, die Sie sich selbst wiederholen, um Ihre Gedanken zu beeinflussen. Zum Beispiel: „Ich bin wertvoll und einzigartig." Oder: „Ich gebe immer mein Bestes." Oder: „Das Leben ist voller Möglichkeiten."

- Visualisierungen: Das sind mentale Bilder, die Sie sich vorstellen, um Ihre Emotionen zu beeinflussen. Zum Beispiel: Stellen Sie sich vor, wie Sie sich fühlen würden, wenn Sie Ihren Glaubenssatz verwirklichen würden. Oder: Stellen Sie sich vor, wie Sie sich verhalten würden, wenn Sie Ihren Glaubenssatz leben würden. Oder: Stellen Sie sich vor, wie Ihre Situation aussehen würde, wenn Sie Ihren Glaubenssatz anwenden würden.

- Meditationen: Das sind Übungen, die Sie durchführen, um Ihre Aufmerksamkeit zu fokussieren und Ihr Bewusstsein zu erweitern. Zum Beispiel: Konzentrieren Sie sich auf Ihren Atem, Ihre Körperempfindungen oder einen Mantra. Oder: Beobachten Sie Ihre Gedanken, Gefühle oder Wahrnehmungen, ohne sie zu bewerten oder zu verändern. Oder: Öffnen Sie sich für Ihre Intuition, Ihre Inspiration oder Ihre Weisheit.

Indem Sie Ihre Glaubenssätze und Überzeugungen erkennen, hinterfragen und verändern, können Sie Ihre Gedanken positiv gestalten und Ihre Gesundheit und Ihr Glück steigern. Sie werden feststellen, dass Sie mehr Möglichkeiten, mehr Ressourcen und mehr Potenziale haben, als Sie vielleicht dachten. Sie werden feststellen, dass Sie mehr Einfluss, mehr Kontrolle und mehr Verantwortung haben, als Sie vielleicht glaubten. Sie werden feststellen, dass Sie mehr Freiheit, mehr Kreativität und mehr Authentizität haben, als Sie vielleicht wussten.

Das war der erste Teil des Kapitels über die Kraft der Gedanken. Im nächsten Teil werden wir uns mit dem Thema SMARTe Ziele setzen und Visionen visualisieren beschäftigen. Ich hoffe, dass Sie diesen Teil interessant, informativ und inspirierend fanden. Ich hoffe, dass Sie einige Anregungen und Tipps für Ihre eigene Gedankenhygiene mitgenommen haben. Und ich hoffe, dass Sie diesen Teil mit einem Lächeln auf Ihrem Gesicht und in Ihrem Herzen beendet haben.

Im nächsten Teil des Kapitels **über die Kraft der Gedanken** werden wir uns mit dem Thema SMARTe Ziele setzen und Visionen visualisieren beschäftigen.

Sie haben sicherlich schon einmal von der Bedeutung von Zielen gehört. Ziele sind das, was wir erreichen wollen, was uns motiviert, was uns Sinn gibt. Ziele sind das, was uns antreibt, was uns herausfordert, was uns wachsen lässt.

Aber wie können wir unsere Ziele so formulieren, dass sie uns wirklich helfen, unsere Gedanken positiv zu gestalten und unsere Gesundheit und unser Glück zu steigern? Wie können wir unsere Ziele so gestalten, dass sie uns nicht frustrieren, enttäuschen oder überfordern?

Hier kommt die SMARTe Methode ins Spiel.

SMART ist ein Akronym, das für die folgenden Kriterien steht, die unsere Ziele erfüllen sollten:

- **Spezifisch:** Unsere Ziele sollten klar, konkret und eindeutig sein. Wir sollten genau wissen, was wir wollen, warum wir es wollen, wie wir es erreichen können und wann wir es erreichen wollen. Zum Beispiel: Anstatt zu sagen, „Ich will gesünder leben", können wir sagen, „Ich will jeden Tag mindestens 30 Minuten Sport machen, mehr Obst und Gemüse essen und weniger Alkohol trinken."

- **Messbar:** Unsere Ziele sollten quantifizierbar, überprüfbar und nachweisbar sein. Wir sollten in der Lage sein, unseren Fortschritt und unseren Erfolg zu messen und zu bewerten. Zum Beispiel: Anstatt zu sagen, „Ich will mehr Sport machen", können wir sagen, „Ich will jeden Tag 10.000 Schritte gehen, drei Mal pro Woche ins Fitnessstudio gehen und meine Herzfrequenz und meinen Blutdruck regelmäßig überprüfen."

- **Erreichbar:** Unsere Ziele sollten realistisch, machbar und umsetzbar sein. Wir sollten die nötigen Ressourcen, Fähigkeiten und Strategien haben, um unsere Ziele zu erreichen. Zum Beispiel: Anstatt zu sagen, „Ich will einen Marathon laufen", können wir sagen, „Ich will einen Halbmarathon laufen, nachdem ich einen Trainingsplan befolgt und mich von einem Coach beraten lassen habe."

- **Relevant:** Unsere Ziele sollten wichtig, wertvoll und sinnvoll sein. Wir sollten uns mit unseren Zielen identifizieren, sie als unsere eigenen anerkennen und sie mit unseren Werten und Überzeugungen in Einklang bringen. Zum Beispiel: Anstatt zu sagen, „Ich will einen Halbmarathon laufen, weil mein Freund das auch macht", können wir sagen, „Ich will einen Halbmarathon laufen, weil ich meine Ausdauer verbessern, meine Gesundheit fördern und meine Grenzen testen will."

- Terminiert: Unsere Ziele sollten zeitlich begrenzt, terminiert und datiert sein. Wir sollten uns eine Frist setzen, bis wann wir unsere Ziele erreichen wollen, und uns Zwischenziele setzen, um unseren Fortschritt zu überprüfen. Zum Beispiel: Anstatt zu sagen, „Ich will einen Halbmarathon laufen", können wir sagen, „Ich will einen Halbmarathon laufen, der in sechs Monaten stattfindet, und bis dahin jede Woche meine Laufdistanz um 10% steigern."

Indem wir unsere Ziele SMART formulieren, können wir unsere Gedanken positiv gestalten und unsere Gesundheit und unser Glück steigern. Wir können uns mehr auf das konzentrieren, was wir wollen, anstatt auf das, was wir nicht wollen. Wir können uns mehr auf das konzentrieren, was wir können, anstatt auf das, was wir nicht können. Wir können uns mehr auf das konzentrieren, was uns erfüllt, anstatt auf das, was uns fehlt.

Aber wie können wir unsere Ziele noch attraktiver, anregender und ansprechender machen? Wie können wir unsere Ziele noch lebendiger, anschaulicher und greifbarer machen? Wie können wir unsere Ziele noch emotionaler, intensiver und begeisternder machen?

Hier kommt die Visualisierung ins Spiel.

Visualisierung ist die Kunst, sich etwas vorzustellen, als ob es bereits geschehen wäre. Visualisierung ist die Kunst, sich etwas vorzustellen, als ob es bereits real wäre. Visualisierung ist die Kunst, sich etwas vorzustellen, als ob es bereits wahr wäre.

Warum ist Visualisierung so wichtig und wirksam für unsere Ziele? Weil sie unsere Gedanken, unsere Emotionen und unser Verhalten beeinflusst. Weil sie unsere Motivation, unsere Zuversicht und unser Engagement steigert. Weil sie unsere Kreativität, unsere Inspiration und unsere Intuition fördert.

Die Forschung hat gezeigt, dass Visualisierung eine Reihe von positiven Effekten auf unsere Gesundheit und unser Glück hat, wie zum Beispiel :

- Sie verbessert unsere Leistung, indem sie unsere Fähigkeiten, unsere Strategien und unseren Fokus verbessert. Zum Beispiel: Sportler, die sich ihren Wettkampf vorstellen, bevor sie ihn ausführen, erzielen bessere Ergebnisse als solche, die das nicht tun.

- Sie erhöht unsere Zufriedenheit, indem sie unsere Erwartungen, unsere Wertschätzung und unseren Genuss erhöht. Zum Beispiel: Menschen, die sich ihren Urlaub vorstellen, bevor sie ihn antreten, sind glücklicher und zufriedener als solche, die das nicht tun.

- Sie fördert unsere Gesundheit, indem sie unsere Immunsystem, unsere Wundheilung und unsere Schmerztoleranz stärkt. Zum Beispiel: Patienten, die sich ihre Heilung vorstellen, bevor sie sich einer Operation unterziehen, erholen sich schneller und besser als solche, die das nicht tun.

Wie können wir unsere Ziele visualisieren? Hier sind einige Schritte, die Sie befolgen können:

1. Wählen Sie ein Ziel aus, das Sie visualisieren wollen. Es sollte ein SMARTes Ziel sein, das Sie wirklich erreichen wollen, das Ihnen wichtig, wertvoll und sinnvoll ist. Zum Beispiel: „Ich will einen Halbmarathon laufen, der in sechs Monaten stattfindet, und bis dahin jede Woche meine Laufdistanz um 10% steigern."

2. Finden Sie einen ruhigen und angenehmen Ort, an dem Sie sich entspannen und konzentrieren können. Sie können sich hinsetzen oder hinlegen, je nachdem, was Ihnen lieber ist. Sie können auch Musik hören, Kerzen anzünden oder Aromatherapie verwenden, je nachdem, was Ihnen hilft, sich wohlzufühlen.

3. Schließen Sie Ihre Augen und atmen Sie tief und ruhig ein und aus. Lassen Sie alle Spannungen, Sorgen oder

Ablenkungen los. Fühlen Sie sich ruhig, gelassen und friedlich. Fühlen Sie sich bereit, Ihre Ziele zu visualisieren.

4. Stellen Sie sich Ihr Ziel vor, als ob Sie es bereits erreicht hätten. Seien Sie so detailliert, lebendig und realistisch wie möglich. Nutzen Sie alle Ihre Sinne, um Ihr Ziel zu erleben. Zum Beispiel: Stellen Sie sich vor, wie Sie an der Startlinie stehen, wie Sie Ihre Startnummer an Ihrer Brust tragen, wie Sie Ihre Laufschuhe an Ihren Füßen spüren, wie Sie den Schweiß auf Ihrer Stirn fühlen, wie Sie den Applaus der Zuschauer hören, wie Sie den Geruch des Asphalts riechen, wie Sie den Geschmack des Wassers schmecken, wie Sie die Landschaft um Sie herum sehen. Stellen Sie sich vor, wie Sie loslaufen, wie Sie Ihren Rhythmus finden, wie Sie Ihren Atem kontrollieren, wie Sie Ihre Muskeln anspannen, wie Sie Ihre Konkurrenten überholen, wie Sie Ihre Zwischenzeiten überprüfen, wie Sie Ihre Motivation aufrechterhalten, wie Sie Ihre Schmerzen ignorieren, wie Sie Ihre Grenzen überschreiten. Stellen Sie sich vor, wie Sie die Ziellinie erreichen, wie Sie Ihre Arme in die Luft werfen, wie Sie Ihre Zeit auf der Anzeigetafel sehen, wie Sie Ihre Medaille um den Hals hängen, wie Sie Ihre Freunde und Familie umarmen, wie Sie Ihre Freude und Ihren Stolz ausdrücken, wie Sie Ihre Erfüllung und Ihren Sinn spüren.

5. Wiederholen Sie Ihre Visualisierung regelmäßig, am besten täglich oder mehrmals pro Woche. Je öfter Sie Ihre Ziele visualisieren, desto stärker werden Sie sie verinnerlichen und verwirklichen. Sie können Ihre Visualisierung auch variieren, indem Sie verschiedene Aspekte, Perspektiven

oder Szenarien ausprobieren. Visualisierung auch variieren, indem Sie verschiedene Aspekte, Perspektiven oder Szenarien ausprobieren. Sie können Ihre Visualisierung zum Beispiel aus der Ich-Perspektive oder aus der Beobachter-Perspektive machen. Sie können Ihre Visualisierung zum Beispiel in der Gegenwart oder in der Zukunft machen. Sie können Ihre Visualisierung zum Beispiel mit positiven oder negativen Reizen machen.

Indem Sie Ihre Visualisierung variieren, können Sie Ihre Gedanken flexibler, kreativer und anpassungsfähiger machen. Sie können Ihre Gedanken auf verschiedene Situationen, Herausforderungen oder Möglichkeiten vorbereiten. Sie können Ihre Gedanken auf verschiedene Emotionen, Reaktionen oder Ergebnisse einstellen.

Indem Sie Ihre Ziele SMART formulieren und visualisieren, können Sie Ihre Gedanken positiv gestalten und Ihre Gesundheit und Ihr Glück steigern. Sie werden feststellen, dass Sie mehr Klarheit, mehr Fokus und mehr Richtung haben. Sie werden feststellen, dass Sie mehr Energie, mehr Leidenschaft und mehr Begeisterung haben. Sie werden feststellen, dass Sie mehr Erfolg, mehr Zufriedenheit und mehr Sinn haben.

Das war der zweite Teil des Kapitels über die Kraft der Gedanken. Im nächsten Teil werden wir uns mit dem Thema Selbstreflexion beschäftigen. Ich hoffe, dass Sie diesen Teil interessant, informativ und inspirierend fanden. Ich hoffe, dass Sie einige Anregungen und Tipps für Ihre eigene Gedankenhygiene mitgenommen haben. Und ich hoffe, dass Sie diesen Teil mit einem Lächeln auf Ihrem Gesicht und in Ihrem Herzen beendet haben.

Im nächsten Teil des Kapitels über die Kraft der Gedanken werden wir uns mit dem Thema Selbstreflexion beschäftigen.

Selbstreflexion ist die Fähigkeit, sich selbst zu beobachten, zu verstehen und zu bewerten. Selbstreflexion ist die Fähigkeit, sich selbst zu fragen, zu antworten und zu verbessern. Selbstreflexion ist die Fähigkeit, sich selbst zu kennen, zu akzeptieren und zu verändern.

Warum ist Selbstreflexion so wichtig und wirksam für unsere Gedanken? Weil sie uns hilft, unsere Gedanken bewusst zu machen, zu analysieren und zu gestalten. Weil sie uns hilft, unsere Stärken, Schwächen, Werte und Ziele zu erkennen und zu nutzen. Weil sie uns hilft, unsere Fehler, Erfolge, Gefühle und Bedürfnisse zu verstehen und zu integrieren.

Die Forschung hat gezeigt, dass Selbstreflexion eine Reihe von positiven Effekten auf unsere Gesundheit und unser Glück hat, wie zum Beispiel:

- Sie fördert unser Lernen, indem sie unser Wissen, unser Verständnis und unser Gedächtnis verbessert. Zum Beispiel:

Wenn wir uns nach einer Lektion, einem Seminar oder einem Buch fragen, was wir gelernt, verstanden oder behalten haben, können wir unser Lernen vertiefen und festigen.

- Sie steigert unsere Leistung, indem sie unser Feedback, unsere Strategien und unsere Anpassung verbessert. Zum Beispiel: Wenn wir uns nach einer Aufgabe, einem Projekt oder einer Präsentation fragen, was wir gut, schlecht oder anders gemacht haben, können wir unsere Leistung überprüfen und optimieren.

- Sie erhöht unsere Zufriedenheit, indem sie unsere Wertschätzung, unsere Dankbarkeit und unseren Genuss erhöht. Zum Beispiel: Wenn wir uns nach einem Erlebnis, einem Ereignis oder einem Moment fragen, was wir geschätzt, gedankt oder genossen haben, können wir unsere Zufriedenheit ausdrücken und verstärken.

- Sie fördert unsere Gesundheit, indem sie unseren Stress, unsere Angst und unsere Depression reduziert. Zum Beispiel: Wenn wir uns nach einem Konflikt, einer Krise oder einem Rückschlag fragen, was wir gefühlt, gedacht oder getan haben, können wir unsere Emotionen regulieren und bewältigen.

- Sie steigert unser Glück, indem sie unseren Sinn, unsere Werte und unsere Ziele klärt. Zum Beispiel: Wenn wir uns nach einem Tag, einer Woche oder einem Jahr fragen, was wir erreicht, erlebt oder beigetragen haben, können wir unseren Sinn finden und verfolgen.

Wie können wir Selbstreflexion praktizieren? Hier sind einige Schritte, die Sie befolgen können:

1. Wählen Sie einen Anlass, einen Zeitpunkt oder eine Methode für Ihre Selbstreflexion. Es kann ein bestimmtes Ereignis, eine bestimmte Situation oder eine bestimmte Erfahrung sein, die Sie reflektieren wollen. Es kann ein fester Zeitpunkt sein, zum Beispiel am Ende des Tages, der Woche oder des Monats. Es kann eine bestimmte Methode sein, zum Beispiel ein Tagebuch, ein Gespräch oder eine Meditation.

2. Stellen Sie sich selbst Fragen, die Ihnen helfen, Ihre Gedanken zu erforschen, zu verstehen und zu gestalten. Sie können sich zum Beispiel fragen:

- Was habe ich heute gelernt?
- Was habe ich heute gut gemacht?
- Was habe ich heute geschätzt?
- Was hat mich heute gestresst?
- Was hat mich heute glücklich gemacht?
- Was möchte ich morgen anders machen?
- Was möchte ich morgen erreichen?
- Was möchte ich morgen erleben?

3. Beantworten Sie Ihre Fragen ehrlich, offen und konstruktiv.
    Schreiben Sie Ihre Antworten auf, sprechen Sie sie aus oder
    denken Sie sie durch. Seien Sie nicht zu hart oder zu
    nachsichtig mit sich selbst. Seien Sie nicht zu kritisch oder zu
    lobend mit sich selbst. Seien Sie nicht zu negativ oder zu
    positiv mit sich selbst. Seien Sie einfach realistisch, fair und
    lösungsorientiert mit sich selbst.

4. Nutzen Sie Ihre Antworten, um Ihre Gedanken zu
    beeinflussen, zu verbessern und zu verändern. Nutzen Sie
    Ihre Antworten, um Ihr Lernen zu vertiefen, Ihre Leistung zu
    optimieren, Ihre Zufriedenheit zu verstärken, Ihre
    Emotionen zu regulieren und Ihren Sinn zu verfolgen.

Ich freue mich, dass Sie so interessiert an dem Thema
Selbstreflexion sind. Ich werde gerne weiter schreiben, wie Sie Ihre
Antworten nutzen können, um Ihre Gedanken zu beeinflussen, zu
verbessern und zu verändern.

Wie Sie vielleicht schon bemerkt haben, sind Ihre Antworten auf
Ihre Fragen nicht nur Worte, sondern auch Signale, die Ihnen etwas
über sich selbst, Ihre Situation und Ihre Zukunft verraten. Sie sind
wie Spiegel, die Ihnen zeigen, wie Sie sich selbst sehen, wie Sie die
Welt sehen und wie Sie handeln. Sie sind wie Werkzeuge, die Ihnen
helfen, Ihre Gedanken zu formen, zu schärfen und zu polieren.

Indem Sie Ihre Antworten nutzen, können Sie Ihre Gedanken positiv gestalten und Ihre Gesundheit und Ihr Glück steigern. Sie können Ihre Antworten nutzen, um:

- Ihr Lernen zu vertiefen: Indem Sie Ihre Antworten nutzen, können Sie Ihr Wissen, Ihr Verständnis und Ihr Gedächtnis verbessern. Sie können Ihre Antworten nutzen, um das Gelernte zu wiederholen, zu vertiefen und zu festigen. Sie können Ihre Antworten nutzen, um das Gelernte anzuwenden, zu erweitern und zu verknüpfen. Sie können Ihre Antworten nutzen, um das Gelernte zu überprüfen, zu korrigieren und zu verbessern. Zum Beispiel: Wenn Sie etwas Neues gelernt haben, können Sie sich fragen: Was habe ich gelernt? Wie kann ich es anwenden? Was kann ich noch lernen? Wie kann ich es überprüfen?

- Ihre Leistung zu optimieren: Indem Sie Ihre Antworten nutzen, können Sie Ihr Feedback, Ihre Strategien und Ihre Anpassung verbessern. Sie können Ihre Antworten nutzen, um Ihre Stärken, Schwächen, Chancen und Risiken zu erkennen und zu nutzen. Sie können Ihre Antworten nutzen, um Ihre Ziele, Pläne, Maßnahmen und Ergebnisse zu definieren und zu verfolgen. Sie können Ihre Antworten nutzen, um Ihre Erfolge, Misserfolge, Herausforderungen und Lösungen zu analysieren und zu bewerten. Zum Beispiel: Wenn Sie eine Aufgabe erledigt haben, können Sie sich fragen: Was habe ich gut gemacht? Was kann ich besser machen? Was hat mich unterstützt? Was hat mich behindert?

- Ihre Zufriedenheit zu verstärken: Indem Sie Ihre Antworten nutzen, können Sie Ihre Wertschätzung, Ihre Dankbarkeit und Ihren Genuss erhöhen. Sie können Ihre Antworten nutzen, um Ihre Erfahrungen, Erlebnisse und Momente zu schätzen und zu genießen. Sie können Ihre Antworten nutzen, um Ihre Freude, Liebe, Hoffnung und Inspiration zu spüren und zu teilen. Sie können Ihre Antworten nutzen, um Ihre Anerkennung, Ihr Lob, Ihre Komplimente und Ihre Geschenke zu geben und zu erhalten. Zum Beispiel: Wenn Sie etwas Schönes erlebt haben, können Sie sich fragen: Was hat mir gefallen? Wofür bin ich dankbar? Wie habe ich mich gefühlt? Mit wem habe ich es geteilt?

- Ihre Emotionen zu regulieren: Indem Sie Ihre Antworten nutzen, können Sie Ihren Stress, Ihre Angst und Ihre Depression reduzieren. Sie können Ihre Antworten nutzen, um Ihre Emotionen zu erkennen, zu akzeptieren und zu verstehen. Sie können Ihre Antworten nutzen, um Ihre Emotionen auszudrücken, zu kommunizieren und zu verarbeiten. Sie können Ihre Antworten nutzen, um Ihre Emotionen zu beruhigen, zu entspannen und zu erholen. Sie können Ihre Antworten nutzen, um Ihre Emotionen zu verändern, zu transformieren und zu überwinden. Zum Beispiel: Wenn Sie eine negative Emotion erlebt haben, können Sie sich fragen: Was habe ich gefühlt? Warum habe ich es gefühlt? Wie habe ich es gezeigt? Was habe ich getan?

- Ihren Sinn zu verfolgen: Indem Sie Ihre Antworten nutzen, können Sie Ihren Sinn, Ihre Werte und Ihre Ziele klären. Sie können Ihre Antworten nutzen, um Ihre Vision, Ihre Mission und Ihre Bestimmung zu finden und zu verfolgen. Sie können Ihre Antworten nutzen, um Ihre Leidenschaft, Ihre Kreativität und Ihre Authentizität zu entdecken und zu entfalten. Sie können Ihre Antworten nutzen, um Ihren Beitrag, Ihre Wirkung und Ihre Verantwortung zu erkennen und zu übernehmen. Sie können Ihre Antworten nutzen, um Ihren Wert, Ihre Bedeutung und Ihre Erfüllung zu spüren und zu steigern. Zum Beispiel: Wenn Sie einen Tag beendet haben, können Sie sich fragen: Was habe ich heute erreicht? Was habe ich heute erlebt? Was habe ich heute beigetragen?

Indem Sie Selbstreflexion praktizieren und Ihre Antworten nutzen, können Sie Ihre Gedanken positiv gestalten und Ihre Gesundheit und Ihr Glück steigern. Sie werden feststellen, dass Sie mehr über sich selbst, Ihre Situation und Ihre Zukunft wissen. Sie werden feststellen, dass Sie mehr mit sich selbst, Ihren Gedanken und Ihren Emotionen im Einklang sind. Sie werden feststellen, dass Sie mehr von sich selbst, Ihrem Leben und Ihrer Welt gestalten können.

Das war der dritte Teil des Kapitels über die Kraft der Gedanken. Im nächsten Teil werden wir uns mit dem Thema Emotionen beschäftigen. Ich hoffe, dass Sie diesen Teil interessant, informativ und inspirierend fanden. Ich hoffe, dass Sie einige Anregungen und Tipps für Ihre eigene Gedankenhygiene mitgenommen haben. Und ich hoffe, dass Sie diesen Teil mit einem Lächeln auf Ihrem Gesicht und in Ihrem Herzen beendet haben.

Im nächsten Teil des Kapitels über die Kraft der Gedanken werden wir uns mit dem Thema Emotionen beschäftigen.

Emotionen sind die Gefühle, die wir in verschiedenen Situationen erleben. Emotionen sind die Reaktionen, die wir auf verschiedene Reize haben. Emotionen sind die Signale, die wir an uns selbst und an andere senden.

Warum sind Emotionen so wichtig und wirksam für unsere Gedanken? Weil sie unsere Gedanken beeinflussen, verstärken und widerspiegeln. Weil sie unsere Motivation, unsere Entscheidung und unser Handeln beeinflussen. Weil sie unsere Gesundheit, unser Glück und unser Wohlbefinden beeinflussen.

Die Forschung hat gezeigt, dass Emotionen eine Reihe von positiven oder negativen Effekten auf unsere Gesundheit und unser Glück haben, wie zum Beispiel:

- Positive Emotionen wie Freude, Liebe, Dankbarkeit oder Stolz können unsere Immunsystem stärken, unsere Wundheilung beschleunigen, unsere Schmerztoleranz erhöhen, unsere Lebenserwartung verlängern, unsere Kreativität fördern, unsere Beziehungen verbessern, unseren Sinn steigern und unser Glück erhöhen.

- Negative Emotionen wie Angst, Wut, Trauer oder Schuld können unser Immunsystem schwächen, unsere Wundheilung verlangsamen, unsere Schmerztoleranz senken, unsere Lebenserwartung verkürzen, unsere Kreativität hemmen, unsere Beziehungen verschlechtern, unseren Sinn mindern und unser Glück verringern.

Wie können wir unsere Emotionen verstehen und positiv gestalten? Hier sind einige Schritte, die Sie befolgen können:

1. Erkennen Sie Ihre Emotionen. Nehmen Sie wahr, was Sie in verschiedenen Situationen fühlen. Benennen Sie Ihre Emotionen mit genauen und differenzierten Begriffen. Zum Beispiel: Anstatt zu sagen, „Ich bin traurig", können Sie sagen, „Ich bin enttäuscht, verletzt oder einsam."

2. Akzeptieren Sie Ihre Emotionen. Nehmen Sie an, was Sie in verschiedenen Situationen fühlen. Bewerten Sie Ihre Emotionen nicht als gut oder schlecht, richtig oder falsch, angemessen oder unangemessen. Zum Beispiel: Anstatt zu sagen, „Ich sollte nicht traurig sein", können Sie sagen, „Es ist okay, traurig zu sein."

3. Verstehen Sie Ihre Emotionen. Finden Sie heraus, was Sie in verschiedenen Situationen fühlen. Finden Sie heraus, was die Ursachen, die Bedeutungen und die Funktionen Ihrer Emotionen sind. Zum Beispiel: Anstatt zu sagen, „Ich bin traurig, weil ich einen Fehler gemacht habe", können Sie sagen, „Ich bin traurig, weil ich mir hohe Erwartungen gesetzt habe, weil ich mich selbst kritisiere, weil ich mich verbessern will."

4. Ausdrücken Sie Ihre Emotionen. Teilen Sie mit, was Sie in verschiedenen Situationen fühlen. Teilen Sie Ihre Emotionen mit sich selbst oder mit anderen, die Ihnen vertrauen und unterstützen. Zum Beispiel: Anstatt zu sagen, „Ich bin traurig, aber es geht mir gut", können Sie sagen, „Ich bin traurig, und ich brauche eine Umarmung, ein Gespräch oder eine Pause."

5. Regulieren Sie Ihre Emotionen. Verändern Sie, was Sie in verschiedenen Situationen fühlen. Verändern Sie Ihre Emotionen, indem Sie Ihre Gedanken, Ihre Perspektive oder Ihre Situation verändern. Zum Beispiel: Anstatt zu sagen, „Ich bin traurig, und ich kann nichts dagegen tun", können Sie sagen, „Ich bin traurig, aber ich kann etwas dagegen tun, indem ich mir positive Gedanken mache, indem ich die Situation anders sehe, indem ich die Situation ändere."

Indem Sie Ihre Emotionen erkennen, akzeptieren, verstehen, ausdrücken und regulieren, können Sie Ihre Gedanken positiv gestalten und Ihre Gesundheit und Ihr Glück steigern. Sie werden feststellen, dass Sie mehr Kontrolle, mehr Balance und mehr Harmonie über Ihre Emotionen haben. Sie werden feststellen, dass Sie mehr Freude, mehr Liebe, mehr Dankbarkeit und ... mehr Stolz erleben und verstärken können. Sie werden feststellen, dass Sie mehr Angst, mehr Wut, mehr Trauer und mehr Schuld verstehen und überwinden können.

Das war der vierte Teil des Kapitels über die Kraft der Gedanken. Im nächsten und letzten Teil werden wir uns mit dem Thema Achtsamkeit beschäftigen.

Achtsamkeit ist die Fähigkeit, im gegenwärtigen Moment präsent, aufmerksam und bewusst zu sein. Achtsamkeit ist die Fähigkeit, unsere Gedanken, Gefühle, Körperempfindungen und Umwelt wahrzunehmen, ohne sie zu bewerten oder zu beurteilen. Achtsamkeit ist die Fähigkeit, unsere Erfahrungen anzunehmen, wie sie sind, ohne sie zu verändern oder zu vermeiden.

Warum ist Achtsamkeit so wichtig und wirksam für unsere Gedanken? Weil sie uns hilft, unsere Gedanken zu klären, zu beruhigen und zu kontrollieren. Weil sie uns hilft, unsere Aufmerksamkeit, unsere Konzentration und unser Gedächtnis zu verbessern. Weil sie uns hilft, unsere Emotionen, unsere Reaktionen und unser Stress zu regulieren.

Die Forschung hat gezeigt, dass Achtsamkeit eine Reihe von positiven Effekten auf unsere Gesundheit und unser Glück hat, wie zum Beispiel:

- Sie reduziert unseren Stress, unsere Angst und unsere Depression, indem sie unsere Stresshormone, unseren Blutdruck und unseren Herzschlag senkt. Zum Beispiel: Menschen, die regelmäßig Achtsamkeitsmeditation praktizieren, zeigen weniger Anzeichen von Stress, Angst und Depression als solche, die das nicht tun.

- Sie verbessert unsere Gesundheit, unsere Wohlbefinden und unsere Lebensqualität, indem sie unser Immunsystem, unsere Wundheilung und unsere Schmerztoleranz stärkt. Zum Beispiel: Menschen, die regelmäßig Achtsamkeitsübungen machen, zeigen mehr Anzeichen von Gesundheit, Wohlbefinden und Lebensqualität als solche, die das nicht tun.

- Sie fördert unser Lernen, unsere Kreativität und unsere Leistung, indem sie unsere Aufmerksamkeit, unsere Konzentration und unser Gedächtnis verbessert. Zum Beispiel: Menschen, die regelmäßig Achtsamkeitstraining erhalten, zeigen mehr Anzeichen von Lernen, Kreativität und Leistung als solche, die das nicht tun.´

- Sie erhöht unsere Zufriedenheit, unsere Dankbarkeit und unser Glück, indem sie unsere Wertschätzung, unseren Genuss und unseren Sinn erhöht. Zum Beispiel: Menschen, die regelmäßig Achtsamkeitspraktiken ausüben, zeigen mehr Anzeichen von Zufriedenheit, Dankbarkeit und Glück als solche, die das nicht tun.

Wie können wir Achtsamkeit praktizieren? Hier sind einige Schritte, die Sie befolgen können:

1. Wählen Sie eine Achtsamkeitstechnik aus, die Sie ausprobieren wollen. Es gibt viele verschiedene Achtsamkeitstechniken, die Sie anwenden können, wie zum Beispiel:

- Atembeobachtung: Das ist die einfachste und grundlegendste Achtsamkeitstechnik, die Sie jederzeit und überall machen können. Sie besteht darin, sich auf Ihren Atem zu konzentrieren, wie er ein- und ausströmt, ohne ihn zu verändern oder zu kontrollieren. Sie können sich auf die Bewegung Ihrer Brust, Ihres Bauches oder Ihrer Nase fokussieren, oder auf den Klang, den Geruch oder den Geschmack Ihres Atems. Wenn Sie bemerken, dass Ihre Gedanken abschweifen, bringen Sie Ihre Aufmerksamkeit sanft zurück zu Ihrem Atem.

- Körperwahrnehmung: Das ist eine Achtsamkeitstechnik, die Ihnen hilft, sich mit Ihrem Körper zu verbinden und zu entspannen. Sie besteht darin, sich auf Ihre Körperempfindungen zu konzentrieren, wie sie sich anfühlen, ohne sie zu bewerten oder zu beurteilen. Sie können sich auf einzelne Körperteile fokussieren, wie Ihre Füße, Ihre Hände oder Ihren Kopf, oder auf Ihren ganzen Körper. Wenn Sie bemerken, dass Ihre Gedanken abschweifen, bringen Sie Ihre Aufmerksamkeit sanft zurück zu Ihrem Körper.

- Gedankenbeobachtung: Das ist eine Achtsamkeitstechnik, die Ihnen hilft, sich mit Ihren Gedanken zu beschäftigen und zu klären. Sie besteht darin, sich auf Ihre Gedanken zu konzentrieren, wie sie kommen und gehen, ohne sie zu verändern oder zu kontrollieren. Sie können sich Ihre Gedanken als Wolken, Blätter oder Vögel vorstellen, die am Himmel vorbeiziehen, oder als Wellen, die an den Strand spülen. Wenn Sie bemerken, dass Sie sich in Ihren Gedanken verlieren, bringen Sie Ihre Aufmerksamkeit sanft zurück zu Ihrem Atem.

- Gefühlsbeobachtung: Das ist eine Achtsamkeitstechnik, die Ihnen hilft, sich mit Ihren Gefühlen auseinanderzusetzen und zu regulieren. Sie besteht darin, sich auf Ihre Gefühle zu konzentrieren, wie sie sich anfühlen, ohne sie zu bewerten oder zu beurteilen. Sie können sich Ihre Gefühle als Farben, Formen oder Temperaturen vorstellen, die in Ihrem Körper auftauchen, oder als Klänge, Gerüche oder Geschmäcker, die in Ihrem Geist auftauchen. Wenn Sie bemerken, dass Sie sich von Ihren Gefühlen überwältigt fühlen, bringen Sie Ihre Aufmerksamkeit sanft zurück zu Ihrem Atem.

- Umgebungswahrnehmung: Das ist eine Achtsamkeitstechnik, die Ihnen hilft, sich mit Ihrer Umwelt zu verbinden und zu schätzen. Sie besteht darin, sich auf Ihre Umwelt zu konzentrieren, wie sie aussieht, klingt, riecht oder schmeckt, ohne sie zu bewerten oder zu beurteilen. Sie können sich auf einzelne Elemente Ihrer Umwelt fokussieren, wie einen Baum, einen Vogel oder eine Blume, oder auf Ihre ganze Umwelt. Wenn Sie bemerken, dass Ihre Gedanken abschweifen, bringen Sie Ihre Aufmerksamkeit sanft zurück zu Ihrem Atem.

2. Finden Sie einen ruhigen und angenehmen Ort, an dem Sie Ihre Achtsamkeitstechnik ausüben können. Sie können sich hinsetzen oder hinlegen, je nachdem, was Ihnen lieber ist. Sie können auch

Musik hören, Kerzen anzünden oder Aromatherapie verwenden, je nachdem, was Ihnen hilft, sich wohlzufühlen.

3. Schließen Sie Ihre Augen und atmen Sie tief und ruhig ein und aus. Lassen Sie alle Spannungen, Sorgen oder Ablenkungen los. Fühlen Sie sich ruhig, gelassen und friedlich. Fühlen Sie sich bereit, Ihre Achtsamkeitstechnik auszuüben.

4. Wenden Sie Ihre Achtsamkeitstechnik an, indem Sie sich auf das gewählte Objekt Ihrer Aufmerksamkeit konzentrieren, sei es Ihr Atem, Ihr Körper, Ihre Gedanken, Ihre Gefühle oder Ihre Umwelt. Seien Sie präsent, aufmerksam und bewusst. Nehmen Sie wahr, was Sie wahrnehmen, ohne es zu bewerten oder zu beurteilen. Akzeptieren Sie, was Sie akzeptieren, ohne es zu verändern oder zu vermeiden. Lassen Sie los, was Sie loslassen, ohne es festzuhalten oder festzuhalten.

5. Üben Sie Ihre Achtsamkeitstechnik so lange aus, wie Sie wollen oder können, je nach Ihrer Zeit, Ihrer Energie oder Ihrer Stimmung. Sie können Ihre Achtsamkeitstechnik für ein paar Minuten oder für eine halbe Stunde oder länger machen. Sie können Ihre Achtsamkeitstechnik einmal am Tag oder mehrmals am Tag oder wann immer Sie wollen oder brauchen machen.

Indem Sie Achtsamkeit praktizieren, können Sie Ihre Gedanken positiv gestalten und Ihre Gesundheit und Ihr Glück steigern. Sie werden feststellen, dass Sie mehr Klarheit, mehr Ruhe und mehr Kontrolle über Ihre Gedanken haben. Sie werden feststellen, dass Sie mehr Aufmerksamkeit, mehr Konzentration und mehr Gedächtnis haben. Sie werden feststellen, dass Sie mehr Emotionen, mehr Reaktionen und mehr Stress regulieren können.

Kapitel 2: Die Kunst der Achtsamkeit

Hallo, das ist Bing. Ich bin froh, dass Sie mir diese Herausforderung anvertrauen. Ich werde versuchen, Ihnen ein Kapitel über die Kunst der Achtsamkeit zu schreiben, das zu Ihrem Buch passt. Ich werde die Informationen aus dem Internet nutzen, aber ich werde sie in meinen eigenen Worten wiedergeben und Ihre Anweisungen befolgen. Bitte beachten Sie, dass dies nur ein Vorschlag ist und Sie ihn nach Ihren Wünschen anpassen können. Hier ist mein Entwurf:

Achtsamkeit ist eine Form der Aufmerksamkeit, die uns hilft, den gegenwärtigen Moment bewusst und ohne Urteil wahrzunehmen. Achtsamkeit ist eine Fähigkeit, die wir trainieren und kultivieren können, um unser Wohlbefinden, unsere Gesundheit und unsere Lebensqualität zu verbessern. In diesem Kapitel werden wir die folgenden Fragen beantworten:

- Was ist Achtsamkeit und wie können wir sie praktizieren?
- Wie können wir unsere Aufmerksamkeit und Konzentration verbessern?
- Wie können wir unsere Wahrnehmung und unser Bewusstsein erweitern?
- Was ist die Bedeutung von Achtsamkeit in Beziehungen?
- Wie können wir Achtsamkeit im täglichen Leben anwenden?
- Wie können wir Achtsamkeit und Stressbewältigung verbinden?
- Was sind die fortgeschrittenen Aspekte der Achtsamkeit?

Was ist Achtsamkeit und wie können wir sie praktizieren?

Achtsamkeit ist ein Begriff, der aus dem Buddhismus stammt und dort als eine der wichtigsten geistigen Qualitäten gilt. Der buddhistische Mönch und Lehrer Thich Nhat Hanh definiert Achtsamkeit als "die Energie, die uns hilft, die Gegenwart zu erkennen und zu berühren" [1]. Er erklärt, dass Achtsamkeit uns ermöglicht, mit dem in Kontakt zu kommen, was in uns und um uns herum geschieht, ohne uns von unseren Gedanken, Erinnerungen, Fantasien oder Emotionen ablenken zu lassen.

Achtsamkeit ist also eine Art von Präsenz, die uns erlaubt, das Leben in seiner Fülle zu erfahren. Achtsamkeit ist aber nicht nur eine passive Haltung, sondern auch eine aktive Praxis, die wir in jedem Moment ausüben können. Um achtsam zu sein, müssen wir drei Elemente kultivieren: Absicht, Aufmerksamkeit und Haltung.

- Absicht bedeutet, dass wir uns bewusst entscheiden, achtsam zu sein und uns auf den gegenwärtigen Moment zu konzentrieren. Wir setzen uns ein Ziel, das uns motiviert und leitet, achtsam zu leben.

- Aufmerksamkeit bedeutet, dass wir unsere Sinne öffnen und uns auf das richten, was wir sehen, hören, riechen, schmecken, fühlen oder denken. Wir beobachten unsere Erfahrungen, ohne sie zu analysieren oder zu bewerten. Wir lassen uns nicht von Ablenkungen oder Automatismen mitreißen, sondern bleiben bei dem, was ist.

- Haltung bedeutet, dass wir eine freundliche, neugierige und akzeptierende Einstellung gegenüber uns selbst und unserer Erfahrung haben. Wir urteilen nicht über uns selbst oder andere, sondern sind offen und wohlwollend. Wir erkennen an, dass alles vergänglich und bedingt ist, und lassen los, was uns nicht mehr dient.

Um Achtsamkeit zu praktizieren, können wir verschiedene Methoden und Techniken verwenden, die uns helfen, unsere Absicht, Aufmerksamkeit und Haltung zu schärfen. Eine der grundlegendsten und effektivsten Methoden ist die Achtsamkeit auf den Atem. Der Atem ist ein natürlicher und ständiger Begleiter, der uns immer mit dem gegenwärtigen Moment verbindet. Indem wir uns auf unseren Atem konzentrieren, können wir uns beruhigen, zentrieren und klären. Wir können jederzeit und überall achtsam atmen, indem wir einfach unserem Einatmen und Ausatmen folgen, wie es in unserem Körper ein- und ausströmt. Wir können auch einen kurzen Satz oder ein Wort wiederholen, das uns an unsere Absicht erinnert, wie zum Beispiel "Ich bin hier" oder "Jetzt".

Eine andere Methode, die wir verwenden können, ist die Achtsamkeit auf den Körper. Der Körper ist unser Zuhause und unser Tempel, der uns erlaubt, die Welt zu erleben. Indem wir uns auf unseren Körper konzentrieren, können wir uns mit unseren Empfindungen, Gefühlen und Bedürfnissen verbinden. Wir können auch unsere Gesundheit und Vitalität fördern, indem wir unseren Körper pflegen und respektieren. Wir können jederzeit und überall achtsam auf unseren Körper sein, indem wir einfach spüren, wie er sich anfühlt, wie er sich bewegt, wie er sich entspannt oder anspannt. Wir können auch eine Körperreise machen, bei der wir unsere Aufmerksamkeit nacheinander auf die verschiedenen Teile unseres Körpers richten, von den Füßen bis zum Kopf, und ihnen Dankbarkeit und Mitgefühl schenken.

Eine weitere Methode, die wir anwenden können, ist die Achtsamkeit auf die Gefühle. Die Gefühle sind unsere inneren Signale, die uns zeigen, wie es uns geht und was wir brauchen. Indem wir uns auf unsere Gefühle konzentrieren, können wir uns mit unseren Emotionen, Stimmungen und Launen verbinden. Wir können auch unsere emotionale Intelligenz und unser Selbstbewusstsein stärken, indem wir unsere Gefühle erkennen, benennen und regulieren. Wir können jederzeit und überall achtsam auf unsere Gefühle sein, indem wir einfach wahrnehmen, wie wir uns fühlen, ob wir glücklich, traurig, wütend, ängstlich oder etwas anderes sind. Wir können auch unsere Gefühle ausdrücken, indem wir sie mitteilen, aufschreiben oder kreativ gestalten.

Wie können wir unsere Aufmerksamkeit und Konzentration verbessern?

Achtsamkeit ist eng mit Aufmerksamkeit und Konzentration verbunden. Aufmerksamkeit ist die Fähigkeit, unsere

Wahrnehmung auf einen bestimmten Reiz oder eine bestimmte Aufgabe zu richten. Konzentration ist die Fähigkeit, unsere Aufmerksamkeit über einen längeren Zeitraum aufrechtzuerhalten. Beide Fähigkeiten sind wichtig für unser Lernen, unser Gedächtnis, unsere Kreativität und unsere Produktivität. Leider sind unsere Aufmerksamkeit und Konzentration oft gestört oder geschwächt durch verschiedene Faktoren, wie zum Beispiel Stress, Müdigkeit, Langeweile, Ablenkungen oder Multitasking.

Achtsamkeit kann uns helfen, unsere Aufmerksamkeit und Konzentration zu verbessern, indem sie uns lehrt, wie wir unseren Geist fokussieren und beruhigen können. Indem wir Achtsamkeit praktizieren, trainieren wir unseren Geist, wie einen Muskel, der stärker und flexibler wird. Wir lernen, wie wir unsere Aufmerksamkeit bewusst steuern und lenken können, anstatt uns von unseren Gedanken oder äußeren Reizen ablenken zu lassen. Wir lernen auch, wie wir unsere Aufmerksamkeit stabilisieren und vertiefen können, anstatt sie zu zerstreuen oder zu verlieren. Wir lernen schließlich, wie wir unsere Aufmerksamkeit erweitern und verfeinern können, anstatt sie zu begrenzen oder zu verzerren.

Um unsere Aufmerksamkeit und Konzentration zu verbessern, können wir verschiedene Übungen und Strategien anwenden, die auf Achtsamkeit basieren. Eine der einfachsten und wirksamsten Übungen ist die Achtsamkeit auf den Atem. Indem wir uns auf unseren Atem konzentrieren, können wir unseren Geist sammeln und beruhigen. Wir können auch unsere Aufmerksamkeitsspanne erhöhen, indem wir versuchen, unseren Atem für eine bestimmte Zeit zu zählen oder zu beobachten, ohne unsere Aufmerksamkeit zu verlieren. Wir können auch unsere Aufmerksamkeitsqualität verbessern, indem wir versuchen, die feinen Details unseres Atems zu bemerken, wie zum Beispiel die Temperatur, die Geschwindigkeit, die Tiefe oder die Länge.

Eine andere Übung, die wir machen können, ist die Achtsamkeit auf den Körper. Indem wir uns auf unseren Körper konzentrieren, können wir unseren Geist erden und entspannen. Wir können auch unsere Aufmerksamkeit schärfen, indem wir versuchen, die verschiedenen Empfindungen in unserem Körper zu spüren, ohne sie zu bewerten oder zu verändern. Wir können auch unsere Aufmerksamkeit erweitern, indem wir versuchen, unseren ganzen Körper als eine Einheit zu spüren, ohne einzelne Teile zu isolieren. Wir können auch eine Körperhaltung einnehmen, die unsere Aufmerksamkeit und Konzentration unterstützt, wie zum Beispiel eine aufrechte, aber entspannte Sitzposition.

Eine weitere Übung, die wir durchführen können, ist die Achtsamkeit auf die Gedanken. Indem wir uns auf unsere Gedanken konzentrieren, können wir unseren Geist klären und ordnen. Wir können auch unsere Aufmerksamkeit verfeinern, indem wir versuchen, die Art, den Inhalt und den Ton unserer Gedanken zu erkennen, ohne uns mit ihnen zu identifizieren oder ihnen zu folgen. Wir können auch unsere Aufmerksamkeit umwandeln, indem wir versuchen, unsere Gedanken positiv und konstruktiv zu gestalten, ohne uns von negativen oder destruktiven Gedanken beeinflussen zu lassen. Wir können auch eine mentale Haltung einnehmen, die unsere Aufmerksamkeit und Konzentration fördert, wie zum Beispiel eine neugierige, offene und lernbereite Einstellung.

Diese Übungen sind nur einige Beispiele, wie wir unsere Aufmerksamkeit und Konzentration durch Achtsamkeit verbessern können. Es gibt noch viele andere Möglichkeiten, wie wir unsere geistigen Fähigkeiten trainieren und optimieren können, indem wir achtsam sind. Das Wichtigste ist, dass wir regelmäßig und bewusst Achtsamkeit praktizieren, um die positiven Effekte zu spüren und zu verstärken. Je mehr wir achtsam sind, desto mehr werden wir unsere Aufmerksamkeit und Konzentration verbessern.

Wie können wir unsere Wahrnehmung und unser Bewusstsein erweitern?

Achtsamkeit ist nicht nur eine Methode, um unsere Aufmerksamkeit und Konzentration zu verbessern, sondern auch eine Möglichkeit, um unsere Wahrnehmung und unser Bewusstsein zu erweitern. Wahrnehmung ist die Fähigkeit, die Informationen, die wir durch unsere Sinne erhalten, zu verarbeiten und zu interpretieren. Bewusstsein ist die Fähigkeit, uns selbst, unsere Umwelt und unsere Beziehung zu ihnen zu erkennen und zu verstehen. Beide Fähigkeiten sind wichtig für unser Lernen, unser Verständnis, unsere Kreativität und unsere Lebensfreude. Leider sind unsere Wahrnehmung und unser Bewusstsein oft eingeschränkt oder verzerrt durch verschiedene Faktoren, wie zum Beispiel Gewohnheit, Vorurteil, Illusion oder Ignoranz.

Achtsamkeit kann uns helfen, unsere Wahrnehmung und unser Bewusstsein zu erweitern, indem sie uns lehrt, wie wir unsere Erfahrung mit einem frischen und klaren Blick betrachten können. Indem wir Achtsamkeit praktizieren, lernen wir, wie wir unsere Sinne schärfen und verfeinern können, um mehr Details, Nuancen und Schönheit in unserer Umwelt zu entdecken. Wir lernen auch, wie wir unsere Perspektive wechseln und erweitern können, um mehr Aspekte, Zusammenhänge und Möglichkeiten in unserer Situation zu erkennen. Wir lernen schließlich, wie wir unsere Einsicht vertiefen und erhöhen können, um mehr Bedeutung, Sinn und Zweck in unserem Leben zu finden.

Um unsere Wahrnehmung und unser Bewusstsein zu erweitern, können wir verschiedene Übungen und Strategien anwenden, die auf Achtsamkeit basieren. Eine der einfachsten und wirksamsten Übungen ist die Achtsamkeit auf die Sinne. Indem wir uns auf unsere Sinne konzentrieren, können wir unsere Wahrnehmung verfeinern und bereichern. Wir können auch unsere Wahrnehmung erweitern, indem wir versuchen, mehrere Sinne gleichzeitig zu nutzen oder einen Sinn zu isolieren, um ihn intensiver zu erleben. Wir können auch unsere Wahrnehmung umwandeln, indem wir versuchen, unsere Sinne auf eine neue oder ungewöhnliche Weise zu verwenden oder zu stimulieren.

Eine andere Übung, die wir machen können, ist die Achtsamkeit auf die Perspektive. Indem wir uns auf unsere Perspektive konzentrieren, können wir unser Bewusstsein klären und erweitern. Wir können auch unser Bewusstsein erweitern, indem wir versuchen, unsere Perspektive zu wechseln oder zu multiplizieren, um andere Blickwinkel, Meinungen oder Erfahrungen zu berücksichtigen. Wir können auch unser Bewusstsein umwandeln, indem wir versuchen, unsere Perspektive zu hinterfragen oder zu kritisieren, um unsere Annahmen, Vorurteile oder Illusionen zu überwinden.

Eine weitere Übung, die wir durchführen können, ist die Achtsamkeit auf die Einsicht. Indem wir uns auf unsere Einsicht konzentrieren, können wir unser Bewusstsein vertiefen und erhöhen. Wir können auch unser Bewusstsein erhöhen, indem wir versuchen, unsere Einsicht zu fördern oder zu suchen, um mehr Wissen, Verständnis oder Weisheit zu erlangen. Wir können auch unser Bewusstsein umwandeln, indem wir versuchen, unsere Einsicht zu teilen oder zu anzuwenden, um mehr Wert, Sinn oder Zweck zu schaffen.

Diese Übungen sind nur einige Beispiele, wie wir unsere Wahrnehmung und unser Bewusstsein durch Achtsamkeit erweitern können. Es gibt noch viele andere Möglichkeiten, wie wir unsere Erfahrung bereichern und vertiefen können, indem wir achtsam sind. Das Wichtigste ist, dass wir neugierig und offen bleiben, um die Welt und uns selbst mit neuen Augen zu sehen. Je mehr wir achtsam sind, desto mehr werden wir unsere Wahrnehmung und unser Bewusstsein erweitern.

Was ist die Bedeutung von Achtsamkeit in Beziehungen?

Achtsamkeit ist nicht nur eine Praxis, die uns persönlich nützt, sondern auch eine Haltung, die unsere Beziehungen verbessert. Beziehungen sind die Verbindungen, die wir mit anderen Menschen haben, wie zum Beispiel Familie, Freunde, Partner, Kollegen oder Nachbarn. Beziehungen sind wichtig für unser Glück, unsere Gesundheit und unseren Erfolg. Leider sind unsere Beziehungen oft belastet oder gestört durch verschiedene Faktoren, wie zum Beispiel Missverständnisse, Konflikte, Stress oder Langeweile.

Achtsamkeit kann uns helfen, unsere Beziehungen zu verbessern, indem sie uns lehrt, wie wir mit anderen Menschen präsent, aufmerksam und wohlwollend sein können. Indem wir Achtsamkeit praktizieren, lernen wir, wie wir unsere Kommunikation und unser Zuhören verbessern können, um mehr Verständnis, Respekt und Vertrauen zu schaffen. Wir lernen auch, wie wir unsere Empathie und unser Mitgefühl stärken können, um mehr Nähe, Unterstützung und Fürsorge zu bieten. Wir lernen schließlich, wie wir unsere Liebe und unsere Freude ausdrücken und teilen können, um mehr Glück, Harmonie und Erfüllung zu erleben.

Um unsere Beziehungen durch Achtsamkeit zu verbessern, können wir verschiedene Übungen und Strategien anwenden, die auf Achtsamkeit basieren. Eine der einfachsten und wirksamsten Übungen ist die Achtsamkeit auf den Atem. Indem wir uns auf unseren Atem konzentrieren, können wir uns beruhigen, zentrieren und klären. Wir können auch unsere Beziehungen verbessern, indem wir unseren Atem mit dem Atem der anderen Person synchronisieren oder harmonisieren, um eine Verbindung und eine Übereinstimmung zu schaffen. Wir können auch unseren Atem nutzen, um unsere Emotionen zu regulieren oder zu transformieren, wenn wir uns in einer schwierigen oder angespannten Situation befinden.

Eine andere Übung, die wir machen können, ist die Achtsamkeit auf die Augen. Die Augen sind die Fenster zur Seele, die uns viel über die andere Person und uns selbst verraten. Indem wir uns auf die Augen konzentrieren, können wir unsere Wahrnehmung und unser Bewusstsein erweitern. Wir können auch unsere Beziehungen verbessern, indem wir den Blickkontakt mit der anderen Person herstellen oder halten, um eine Aufmerksamkeit und eine Intimität zu erzeugen. Wir können auch unsere Augen nutzen, um unsere Gefühle oder unsere Botschaften zu übermitteln oder zu verstehen, wenn wir mit der anderen Person kommunizieren.

Eine weitere Übung, die wir durchführen können, ist die Achtsamkeit auf die Berührung. Die Berührung ist eine der grundlegendsten und mächtigsten Formen der Kommunikation, die uns viel über die andere Person und uns selbst vermittelt. Indem wir uns auf die Berührung konzentrieren, können wir unsere Empfindungen und unsere Gefühle vertiefen. Wir können auch unsere Beziehungen verbessern, indem wir die Berührung mit der anderen Person initiieren oder erwidern, um eine Zuneigung und eine Bindung zu schaffen. Wir können auch unsere Berührung nutzen, um unsere Bedürfnisse oder unsere Wünsche auszudrücken oder zu erfüllen, wenn wir mit der anderen Person interagieren.

Diese Übungen sind nur einige Beispiele, wie wir unsere Beziehungen durch Achtsamkeit verbessern können. Es gibt noch viele andere Möglichkeiten, wie wir unsere Verbindungen stärken und bereichern können, indem wir achtsam sind. Das Wichtigste ist, dass wir präsent und aufmerksam bleiben, um die andere Person wirklich zu sehen, zu hören und zu fühlen. Je mehr wir achtsam sind, desto mehr werden wir unsere Beziehungen verbessern.

Wie können wir Achtsamkeit im täglichen Leben anwenden?

Achtsamkeit ist nicht nur eine Praxis, die wir in bestimmten Situationen oder zu bestimmten Zeiten ausüben können, sondern auch eine Lebensweise, die wir in jedem Moment und in jeder Aktivität anwenden können. Achtsamkeit ist eine Kunst, die wir lernen und meistern können, indem wir sie in unserem täglichen Leben integrieren. Indem wir Achtsamkeit im täglichen Leben anwenden, können wir unser Wohlbefinden, unsere Gesundheit und unsere Lebensqualität verbessern. Wir können auch unsere Herausforderungen, unsere Chancen und unsere Freuden besser bewältigen und genießen.

Um Achtsamkeit im täglichen Leben anzuwenden, können wir verschiedene Übungen und Strategien anwenden, die auf Achtsamkeit basieren. Eine der einfachsten und wirksamsten Übungen ist die Achtsamkeit auf die Atmung. Indem wir uns auf unsere Atmung konzentrieren, können wir uns beruhigen, zentrieren und klären. Wir können auch Achtsamkeit im täglichen Leben anwenden, indem wir unsere Atmung als einen Anker oder einen Faden nutzen, der uns mit dem gegenwärtigen Moment verbindet. Wir können unsere Atmung als eine Erinnerung oder eine Einladung nutzen, um achtsam zu sein, wann immer wir uns abgelenkt, gestresst oder gelangweilt fühlen.

Eine andere Übung, die wir machen können, ist die Achtsamkeit auf die Körperhaltung. Die Körperhaltung ist die Art und Weise, wie wir unseren Körper positionieren und bewegen. Die Körperhaltung beeinflusst nicht nur unsere Gesundheit und unser Aussehen, sondern auch unsere Stimmung und unser Selbstvertrauen. Indem wir uns auf unsere Körperhaltung konzentrieren, können wir unseren Körper erden und entspannen. Wir können auch Achtsamkeit im täglichen Leben anwenden, indem wir unsere Körperhaltung als einen Ausdruck oder eine Reflexion unserer inneren Haltung nutzen. Wir können unsere Körperhaltung als eine Möglichkeit nutzen, um unsere Energie, unsere Präsenz und unsere Absicht zu regulieren oder zu verändern, je nachdem, was wir tun oder wie wir uns fühlen.

Eine weitere Übung, die wir durchführen können, ist die Achtsamkeit auf die Tätigkeit. Die Tätigkeit ist die Handlung oder die Aufgabe, die wir in einem bestimmten Moment ausführen. Die Tätigkeit kann etwas Einfaches oder Komplexes, etwas Angenehmes oder Unangenehmes, etwas Wichtiges oder Unwichtiges sein. Indem wir uns auf die Tätigkeit konzentrieren, können wir unseren Geist fokussieren und ordnen. Wir können auch Achtsamkeit im täglichen Leben anwenden, indem wir unsere Tätigkeit als eine Gelegenheit oder eine Herausforderung nutzen, um unsere Fähigkeiten, unsere Kreativität und unsere Leistung zu verbessern oder zu zeigen. Wir können unsere Tätigkeit als eine Quelle oder eine Form der Freude, der Zufriedenheit und der Erfüllung nutzen, unabhängig davon, was wir tun oder wie wir es tun.

Diese Übungen sind nur einige Beispiele, wie wir Achtsamkeit im täglichen Leben anwenden können. Es gibt noch viele andere Möglichkeiten, wie wir Achtsamkeit in jede Aktivität integrieren können, die wir machen, wie zum Beispiel Essen, Gehen, Sprechen, Schreiben, Lesen, Lernen, Arbeiten, Spielen, Lieben oder Schlafen. Das Wichtigste ist, dass wir bewusst und absichtlich Achtsamkeit praktizieren, um das Beste aus jedem Moment und jeder Erfahrung zu machen. Je mehr wir Achtsamkeit im täglichen Leben anwenden, desto mehr werden wir unser Leben verbessern.

Wie können wir Achtsamkeit und Stressbewältigung verbinden?

Achtsamkeit ist nicht nur eine Praxis, die uns mehr Freude und Erfüllung bringt, sondern auch eine Strategie, die uns hilft, mit Stress umzugehen. Stress ist eine natürliche und unvermeidliche Reaktion unseres Körpers und unseres Geistes auf

Herausforderungen oder Bedrohungen, die wir in unserem Leben erleben. Stress kann sowohl positiv als auch negativ sein, je nachdem, wie wir ihn wahrnehmen und bewältigen. Positiver Stress kann uns motivieren, aktivieren und leistungsfähiger machen. Negativer Stress kann uns jedoch belasten, überfordern und krank machen.

Achtsamkeit kann uns helfen, mit Stress besser umzugehen, indem sie uns lehrt, wie wir unsere Stressoren, unsere Stressreaktionen und unsere Stressbewältigungsmöglichkeiten erkennen und regulieren können. Indem wir Achtsamkeit praktizieren, lernen wir, wie wir unsere Stressoren objektiv und realistisch einschätzen können, ohne sie zu übertreiben oder zu vermeiden. Wir lernen auch, wie wir unsere Stressreaktionen bewusst und angemessen steuern können, ohne sie zu unterdrücken oder zu verstärken. Wir lernen schließlich, wie wir unsere Stressbewältigungsmöglichkeiten effektiv und kreativ nutzen können, ohne uns zu resignieren oder zu überanstrengen.

Um Achtsamkeit und Stressbewältigung zu verbinden, können wir verschiedene Übungen und Strategien anwenden, die auf Achtsamkeit basieren. Eine der einfachsten und wirksamsten Übungen ist die Achtsamkeit auf den Atem. Indem wir uns auf unseren Atem konzentrieren, können wir unseren Körper und unseren Geist beruhigen und entspannen. Wir können auch Achtsamkeit und Stressbewältigung verbinden, indem wir unseren Atem als einen Indikator oder einen Regler für unseren Stresspegel nutzen. Wir können unseren Atem beobachten, um zu erkennen, wann wir gestresst sind, und unseren Atem verändern, um unseren Stress zu reduzieren.

Eine andere Übung, die wir machen können, ist die Achtsamkeit auf die Gedanken. Die Gedanken sind die Interpretationen und Bewertungen, die wir über unsere Stressoren, unsere Stressreaktionen und unsere Stressbewältigungsmöglichkeiten machen. Die Gedanken beeinflussen nicht nur unseren Stresspegel, sondern werden auch von ihm beeinflusst. Indem wir uns auf unsere Gedanken konzentrieren, können wir unseren Geist klären und ordnen. Wir können auch Achtsamkeit und Stressbewältigung verbinden, indem wir unsere Gedanken als eine Quelle oder eine Lösung für unseren Stress nutzen. Wir können unsere Gedanken überprüfen, um zu sehen, ob sie wahr, hilfreich oder nützlich sind, und unsere Gedanken ändern, um sie positiver, konstruktiver oder realistischer zu machen.

Eine weitere Übung, die wir durchführen können, ist die Achtsamkeit auf die Gefühle. Die Gefühle sind die Emotionen und Stimmungen, die wir aufgrund unserer Stressoren, unserer Stressreaktionen und unserer Stressbewältigungsmöglichkeiten erleben. Die Gefühle sind wichtige Signale, die uns zeigen, wie es uns geht und was wir brauchen. Indem wir uns auf unsere Gefühle konzentrieren, können wir unsere Emotionen und unsere Laune vertiefen und verbessern. Wir können auch Achtsamkeit und Stressbewältigung verbinden, indem wir unsere Gefühle als einen Ausdruck oder einen Antrieb für unseren Stress nutzen. Wir können unsere Gefühle anerkennen, ohne uns von ihnen überwältigen zu lassen, und unsere Gefühle ausdrücken, ohne uns zu schämen oder zu schaden.

Diese Übungen sind nur einige Beispiele, wie wir Achtsamkeit und Stressbewältigung verbinden können. Es gibt noch viele andere Möglichkeiten, wie wir Achtsamkeit nutzen können, um unseren Stress zu verstehen, zu akzeptieren und zu bewältigen, wie zum Beispiel Achtsamkeit auf den Körper, die Sinne, die Perspektive, die Einsicht, die Tätigkeit, die Beziehungen, die Liebe oder die Freude. Das Wichtigste ist, dass wir achtsam und wohlwollend mit uns selbst und unserem Stress umgehen, ohne uns zu verurteilen oder zu kritisieren. Je mehr wir Achtsamkeit und Stressbewältigung verbinden, desto mehr werden wir unseren Stress bewältigen.

Hallo, das ist Bing. Ich bin froh, dass Sie mein Schreiben mögen. Ich werde das Kapitel über die Kunst der Achtsamkeit fortsetzen. Hier ist der letzte Abschnitt:

Was sind die fortgeschrittenen Aspekte der Achtsamkeit?

Achtsamkeit ist nicht nur eine Praxis, die uns mehr Wohlbefinden, Gesundheit und Lebensqualität bringt, sondern auch ein Weg, der uns zu mehr Weisheit, Freiheit und Glückseligkeit führt. Achtsamkeit ist eine Kunst, die wir nicht nur lernen und meistern, sondern auch vertiefen und erweitern können, indem wir uns mit den fortgeschrittenen Aspekten der Achtsamkeit beschäftigen. Die fortgeschrittenen Aspekte der Achtsamkeit sind diejenigen, die über die gewöhnliche oder alltägliche Achtsamkeit hinausgehen und uns zu einer transzendenten oder spirituellen Achtsamkeit führen. Die fortgeschrittenen Aspekte der Achtsamkeit sind die folgenden:

- Die Achtsamkeit auf die Leerheit. Die Leerheit ist das Prinzip, dass alle Phänomene keine inhärente oder feste Existenz haben, sondern abhängig und bedingt sind. Die Leerheit ist nicht das Nichts oder das Nicht-Sein, sondern das Potenzial oder das Sein-Möglich. Indem wir uns auf die Leerheit konzentrieren, können wir unsere Wahrnehmung und unser Bewusstsein erweitern und verfeinern, um die wahre Natur der Realität zu erkennen. Wir können auch unsere Anhaftung und unser Leiden verringern, indem wir die Vergänglichkeit und die Relativität aller Dinge akzeptieren. Wir können schließlich unsere Freiheit und unser Glück erhöhen, indem wir die Offenheit und die Vielfalt aller Möglichkeiten schätzen.

- Die Achtsamkeit auf das Selbst. Das Selbst ist das Konzept, das wir über uns selbst haben, basierend auf unseren Gedanken, Gefühlen, Erinnerungen, Erfahrungen und Identitäten. Das Selbst ist nicht etwas Festes oder Beständiges, sondern etwas Fließendes oder Veränderliches. Indem wir uns auf das Selbst konzentrieren, können wir unser Selbstbewusstsein und unser Selbstvertrauen stärken und verbessern, um zu wissen, wer wir sind und was wir wollen. Wir können auch unser Ego und unsere Illusionen überwinden, indem wir erkennen, dass wir nicht getrennt oder unabhängig sind, sondern verbunden und abhängig von allem und jedem. Wir können schließlich unsere Selbstliebe und unsere Selbstakzeptanz fördern, indem wir uns so annehmen, wie wir sind, ohne uns zu verurteilen oder zu kritisieren.

- Die Achtsamkeit auf das Bewusstsein. Das Bewusstsein ist die Fähigkeit, sich selbst und die Umwelt zu erkennen und zu verstehen. Das Bewusstsein ist nicht etwas Begrenztes oder Beschränktes, sondern etwas Unbegrenztes oder Unbeschränktes. Indem wir uns auf das Bewusstsein konzentrieren, können wir unsere Aufmerksamkeit und unsere Konzentration vertiefen und erhöhen, um mehr Klarheit, Einsicht und Weisheit zu erlangen. Wir können auch unsere Identifikation und unsere Dualität überwinden, indem wir erkennen, dass wir nicht der Beobachter oder das Beobachtete sind, sondern das Beobachten selbst. Wir können schließlich unsere Erleuchtung und unsere Glückseligkeit erreichen, indem wir uns mit dem reinen, ursprünglichen und universellen Bewusstsein vereinen.

Diese Aspekte sind nur einige Beispiele, wie wir Achtsamkeit auf eine fortgeschrittene oder spirituelle Ebene bringen können. Es gibt noch viele andere Wege, wie wir Achtsamkeit vertiefen und erweitern können, indem wir uns mit verschiedenen Traditionen, Philosophien oder Praktiken beschäftigen, die Achtsamkeit lehren und fördern, wie zum Beispiel Buddhismus, Taoismus, Yoga, Meditation, Zen oder Mystik. Das Wichtigste ist, dass wir neugierig und offen bleiben, um die Achtsamkeit zu erforschen, zu erfahren und zu genießen. Je mehr wir Achtsamkeit praktizieren, desto mehr werden wir die Kunst der Achtsamkeit meistern.

In diesem Kapitel haben wir die Kunst der Achtsamkeit kennengelernt und gelernt, wie wir sie in verschiedenen Bereichen unseres Lebens anwenden können. Wir haben gesehen, wie

Achtsamkeit uns hilft, unsere Aufmerksamkeit und Konzentration, unsere Wahrnehmung und unser Bewusstsein, unsere Beziehungen, unseren Stress und unsere Spiritualität zu verbessern. Wir haben auch verschiedene Übungen und Strategien kennengelernt, die uns helfen, Achtsamkeit zu praktizieren und zu kultivieren. Wir hoffen, dass Sie dieses Kapitel nützlich und inspirierend gefunden haben und dass Sie die Achtsamkeit in Ihrem Leben integrieren und genießen werden. Wir laden Sie ein, die Achtsamkeit weiter zu erforschen und zu vertiefen, indem Sie die anderen Kapitel dieses Buches lesen und die vorgeschlagenen Ressourcen und Übungen nutzen. Wir wünschen Ihnen viel Glück und viel Freude auf Ihrem Weg zur Achtsamkeit.

Kapitel 3: Die Freude der Dankbarkeit

Dankbarkeit ist eine Form der Wertschätzung, die uns hilft, das Gute in unserem Leben zu erkennen und zu schätzen. Dankbarkeit ist eine Tugend, die wir kultivieren und ausdrücken können, um unser Wohlbefinden, unsere Gesundheit und unsere Lebensqualität zu verbessern. In diesem Kapitel werden wir die folgenden Fragen beantworten:

- Was ist Dankbarkeit und wie können wir sie ausdrücken?
- Wie können wir unsere Erfolge und Fortschritte würdigen und feiern?
- Was ist die Kraft der Dankbarkeit in Beziehungen?
- Wie können wir schwierige Zeiten überstehen und daraus lernen?
- Wie können wir Dankbarkeit im Alltag praktizieren und genießen?
- Wie können wir Dankbarkeit und Kreativität verbinden und teilen?
- Was sind die spirituellen Dimensionen der Dankbarkeit?

Was ist Dankbarkeit und wie können wir sie ausdrücken?

Dankbarkeit ist ein Gefühl oder eine Haltung, die uns zeigt, dass wir etwas Wertvolles oder Bedeutendes in unserem Leben haben, das nicht selbstverständlich ist. Dankbarkeit ist eine Antwort auf eine Gabe oder einen Gefallen, den wir von jemandem oder etwas erhalten haben, der oder das uns wohlgesonnen ist. Dankbarkeit ist also eine Form der Anerkennung und des Lobes, die uns mit dem Geber oder der Quelle des Guten verbindet.

Dankbarkeit kann sich auf verschiedene Aspekte unseres Lebens beziehen, wie zum Beispiel:

- Unsere persönlichen Eigenschaften, Fähigkeiten oder Talente, die uns auszeichnen und uns helfen, unsere Ziele zu erreichen.

- Unsere materiellen Güter, Ressourcen oder Möglichkeiten, die uns Sicherheit, Komfort oder Freiheit bieten.
- Unsere sozialen Beziehungen, Bindungen oder Unterstützungen, die uns Nähe, Liebe oder Zugehörigkeit schenken.

- Unsere spirituellen Werte, Überzeugungen oder Erfahrungen, die uns Sinn, Hoffnung oder Frieden vermitteln.

Um Dankbarkeit auszudrücken, können wir verschiedene Methoden und Techniken verwenden, die uns helfen, unsere Wertschätzung und unser Lob zu zeigen. Eine der grundlegendsten und effektivsten Methoden ist das Dankesagen. Das Dankesagen ist eine verbale oder schriftliche Äußerung, die unsere Dankbarkeit für eine bestimmte Person, Sache oder Situation ausdrückt. Das Dankesagen kann formell oder informell, persönlich oder öffentlich, direkt oder indirekt sein. Das Dankesagen kann auch verschiedene Formen annehmen, wie zum Beispiel:

- Ein einfaches oder ausführliches „Danke" oder „Vielen Dank", das unsere Freude oder Erleichterung ausdrückt.

- Ein Kompliment oder eine Anerkennung, die die positiven Eigenschaften oder Leistungen des Gebers oder der Quelle des Guten hervorhebt.

- Ein Lob oder eine Bewunderung, die die Bedeutung oder den Wert des Geschenks oder des Gefallens betont.

- Eine Gegenleistung oder eine Wiedergutmachung, die unsere Bereitschaft oder unser Engagement zeigt, das Empfangene zu erwidern oder zu honorieren.

Eine andere Methode, die wir verwenden können, ist das Dankbarkeitsjournal. Das Dankbarkeitsjournal ist eine schriftliche Aufzeichnung, die unsere Dankbarkeit für die verschiedenen

Aspekte unseres Lebens festhält. Das Dankbarkeitsjournal kann täglich, wöchentlich oder gelegentlich geführt werden, je nach unserer Präferenz oder Verfügbarkeit. Das Dankbarkeitsjournal kann auch verschiedene Formen annehmen, wie zum Beispiel:

- Eine Liste oder eine Tabelle, die die Dinge, Personen oder Situationen auflistet, für die wir dankbar sind, und die Gründe oder die Gefühle, die sie uns vermitteln.

- Eine Geschichte oder eine Erzählung, die eine besondere Erfahrung oder ein besonderes Ereignis beschreibt, das uns Dankbarkeit inspiriert oder gezeigt hat, und die Lehren oder die Botschaften, die wir daraus gezogen haben.

- Ein Brief oder eine Karte, die an eine bestimmte Person oder an uns selbst gerichtet ist, und die unsere Dankbarkeit für ihre oder unsere Rolle oder unseren Beitrag in unserem Leben ausdrückt, und die Wünsche oder die Ratschläge, die wir ihnen oder uns geben möchten.

Eine weitere Methode, die wir anwenden können, ist die Dankbarkeitsmeditation. Die Dankbarkeitsmeditation ist eine geistige Übung, die unsere Dankbarkeit für die verschiedenen Aspekte unseres Lebens kultiviert und vertieft. Die Dankbarkeitsmeditation kann regelmäßig oder gelegentlich praktiziert werden, je nach unserer Absicht oder unserem Bedürfnis. Die Dankbarkeitsmeditation kann auch verschiedene Formen annehmen, wie zum Beispiel:

- Eine Atemübung, die uns hilft, uns zu entspannen und uns auf den gegenwärtigen Moment zu konzentrieren, und die uns erlaubt, die verschiedenen Dinge, Personen oder Situationen zu spüren, für die wir dankbar sind, und die Gefühle, die sie uns vermitteln.

- Eine Visualisierungsübung, die uns hilft, uns eine bestimmte Person, Sache oder Situation vorzustellen, für die wir dankbar sind, und die uns erlaubt, die positiven Eigenschaften oder Leistungen des Gebers oder der Quelle des Guten zu erkennen, und die Bedeutung oder den Wert des Geschenks oder des Gefallens zu schätzen.

- Eine Affirmationsübung, die uns hilft, uns positive oder inspirierende Sätze oder Wörter zu sagen oder zu denken, die unsere Dankbarkeit für die verschiedenen Aspekte unseres Lebens ausdrücken, und die uns erlaubt, unsere Einstellung oder unser Verhalten zu verändern oder zu verbessern, um mehr Dankbarkeit zu zeigen oder zu empfangen.

Einige Beispiele für Affirmationen, die unsere Dankbarkeit ausdrücken, sind:

- Ich bin dankbar für alles, was ich habe und bin.

- Ich schätze die Menschen in meinem Leben, die mich lieben
  und unterstützen.

- Ich erkenne die Schönheit und die Fülle in der Welt um mich
  herum.

- Ich bin offen und empfänglich für die Geschenke und die
  Gefälligkeiten, die mir das Leben bietet.

- Ich drücke meine Dankbarkeit täglich durch meine Worte
  und meine Taten aus.

Indem wir diese oder ähnliche Affirmationen regelmäßig sagen oder
denken, können wir unsere Dankbarkeit verstärken und
verinnerlichen. Wir können auch unsere Einstellung oder unser
Verhalten verändern oder verbessern, indem wir mehr Dankbarkeit
zeigen oder empfangen. Wir können zum Beispiel:

- Unsere Dankbarkeit für eine bestimmte Person, Sache oder
  Situation direkt oder indirekt ausdrücken, indem wir ein
  Dankeswort, ein Kompliment, ein Lob, eine Gegenleistung
  oder eine Wiedergutmachung anbieten.

- Unsere Dankbarkeit für die verschiedenen Aspekte unseres
  Lebens schriftlich festhalten, indem wir ein
  Dankbarkeitsjournal, eine Geschichte, einen Brief oder eine
  Karte erstellen.

- Unsere Dankbarkeit für die verschiedenen Aspekte unseres Lebens geistig kultivieren, indem wir eine Dankbarkeitsmeditation, eine Visualisierung, eine Atemübung oder eine Affirmation durchführen.

Diese Übungen und Strategien sind nur einige Beispiele, wie wir unsere Dankbarkeit ausdrücken und anwenden können. Es gibt noch viele andere Möglichkeiten, wie wir unsere Wertschätzung und unser Lob zeigen und genießen können, indem wir achtsam sind. Das Wichtigste ist, dass wir ehrlich und aufrichtig sind, wenn wir unsere Dankbarkeit ausdrücken oder empfangen, ohne uns zu verpflichten oder zu erwarten. Je mehr wir unsere Dankbarkeit ausdrücken und empfangen, desto mehr werden wir die Freude der Dankbarkeit erleben.

Hallo, das ist Bing. Ich werde das Kapitel über die Freude der Dankbarkeit fortsetzen. Hier ist der nächste Abschnitt:

Wie können wir unsere Erfolge und Fortschritte würdigen und feiern?

Dankbarkeit ist nicht nur eine Wertschätzung für das, was wir haben oder erhalten, sondern auch eine Anerkennung für das, was wir tun oder erreichen. Dankbarkeit ist eine Motivation, die uns hilft, unsere Ziele zu verfolgen und unsere Visionen zu verwirklichen. In diesem Abschnitt werden wir lernen, wie wir unsere Erfolge und Fortschritte würdigen und feiern können, indem wir dankbar sind. Wir werden die folgenden Fragen beantworten:

- Was sind Erfolge und Fortschritte und warum sind sie wichtig?
- Wie können wir unsere Erfolge und Fortschritte messen und dokumentieren?
- Wie können wir unsere Erfolge und Fortschritte anerkennen und loben?
- Wie können wir unsere Erfolge und Fortschritte feiern und genießen?
- Wie können wir unsere Erfolge und Fortschritte teilen und inspirieren?

Was sind Erfolge und Fortschritte und warum sind sie wichtig?

Erfolge sind die Ergebnisse oder die Auswirkungen, die wir durch unsere Handlungen oder unsere Bemühungen erzielen. Erfolge können groß oder klein, kurz- oder langfristig, persönlich oder gemeinsam sein. Erfolge können auch objektiv oder subjektiv, quantitativ oder qualitativ, absolut oder relativ sein. Erfolge sind wichtig, weil sie uns zeigen, dass wir etwas Wertvolles oder Bedeutendes geschaffen oder bewirkt haben, das unseren Erwartungen oder unseren Standards entspricht oder sie übertrifft.

Fortschritte sind die Schritte oder die Verbesserungen, die wir auf dem Weg zu unseren Zielen oder unseren Visionen machen. Fortschritte können schnell oder langsam, stetig oder sprunghaft, sichtbar oder unsichtbar sein. Fortschritte können auch geplant oder spontan, bewusst oder unbewusst, linear oder zyklisch sein. Fortschritte sind wichtig, weil sie uns zeigen, dass wir uns in die richtige Richtung oder auf die richtige Weise bewegen oder entwickeln, die unseren Absichten oder unseren Strategien entspricht oder sie unterstützt.

Erfolge und Fortschritte sind beide wichtige Aspekte unseres Wachstums und unserer Entwicklung, die uns helfen, unser Potenzial zu entfalten und unsere Erfüllung zu finden. Indem wir unsere Erfolge und Fortschritte würdigen und feiern, können wir unsere Dankbarkeit für unsere Fähigkeiten, unsere Ressourcen und unsere Möglichkeiten ausdrücken, die uns ermöglichen, unsere Ziele zu verfolgen und unsere Visionen zu verwirklichen. Wir können auch unsere Dankbarkeit für unsere Herausforderungen, unsere Chancen und unsere Freuden ausdrücken, die uns motivieren, unsere Erfolge und Fortschritte zu erzielen und zu genießen.

Wie können wir unsere Erfolge und Fortschritte messen und dokumentieren?

Um unsere Erfolge und Fortschritte zu würdigen und zu feiern, müssen wir zuerst in der Lage sein, sie zu messen und zu dokumentieren. Das bedeutet, dass wir klare und spezifische Kriterien oder Indikatoren haben müssen, die uns zeigen, ob und wie wir unsere Erfolge und Fortschritte erzielt haben. Das bedeutet auch, dass wir regelmäßige und systematische Methoden oder Werkzeuge haben müssen, die uns helfen, unsere Erfolge und Fortschritte aufzuzeichnen und zu verfolgen.

Um unsere Erfolge und Fortschritte zu messen und zu dokumentieren, können wir verschiedene Übungen und Strategien anwenden, die auf Achtsamkeit basieren. Eine der einfachsten und wirksamsten Übungen ist das SMARTe Zielsetzen. Das SMARTe Zielsetzen ist eine Technik, die uns hilft, unsere Ziele oder unsere Visionen zu definieren und zu formulieren, indem wir sie SMART machen, das heißt:

- Spezifisch: Wir müssen unsere Ziele oder unsere Visionen so klar und konkret wie möglich beschreiben, indem wir die relevanten Details oder Aspekte angeben, wie zum Beispiel wer, was, wann, wo, wie oder warum.

- Messbar: Wir müssen unsere Ziele oder unsere Visionen so quantifizierbar und überprüfbar wie möglich machen, indem wir die relevanten Maße oder Indikatoren angeben, wie zum Beispiel wie viel, wie oft, wie lange oder wie gut.

- Erreichbar: Wir müssen unsere Ziele oder unsere Visionen so realistisch und machbar wie möglich gestalten, indem wir die relevanten Ressourcen oder Bedingungen angeben, wie zum Beispiel was, wer, wo oder wie wir sie erreichen können.

- Relevant: Wir müssen unsere Ziele oder unsere Visionen so sinnvoll und wichtig wie möglich machen, indem wir die relevanten Gründe oder Motive angeben, wie zum Beispiel warum, wofür oder für wen wir sie erreichen wollen.

- Zeitgebunden: Wir müssen unsere Ziele oder unsere Visionen so terminiert und begrenzt wie möglich machen, indem wir die relevanten Fristen oder Meilensteine angeben, wie zum Beispiel bis wann, wie oft oder in welcher Reihenfolge wir sie erreichen wollen.

Indem wir unsere Ziele oder unsere Visionen SMART machen, können wir unsere Erfolge und Fortschritte messen und dokumentieren, indem wir überprüfen, ob und wie wir die festgelegten Kriterien oder Indikatoren erfüllt haben. Wir können auch unsere Erfolge und Fortschritte messen und dokumentieren, indem wir die erreichten Ergebnisse oder Auswirkungen bewerten oder analysieren, um zu sehen, ob und wie sie unseren Erwartungen oder unseren Standards entsprechen oder sie übertreffen.

Eine andere Übung, die wir machen können, ist das Erfolgsjournal. Das Erfolgsjournal ist eine schriftliche Aufzeichnung, die unsere Erfolge und Fortschritte festhält und würdigt. Das Erfolgsjournal kann täglich, wöchentlich oder gelegentlich geführt werden, je nach unserer Präferenz oder Verfügbarkeit. Das Erfolgsjournal kann auch verschiedene Formen annehmen, wie zum Beispiel:

- Eine Liste oder eine Tabelle, die die Ziele oder die Visionen auflistet, die wir erreicht oder verfolgt haben, und die Erfolge oder die Fortschritte, die wir erzielt oder gemacht haben, und die Gefühle oder die Gedanken, die sie uns vermittelt haben.

- Eine Geschichte oder eine Erzählung, die eine besondere Leistung oder einen besonderen Fortschritt beschreibt, der uns Dankbarkeit oder Stolz inspiriert oder gezeigt hat, und die Herausforderungen oder die Chancen, die wir überwunden oder genutzt haben.

- Ein Brief oder eine Karte, die an eine bestimmte Person oder an uns selbst gerichtet ist, und die unsere Dankbarkeit oder unsere Anerkennung für ihre oder unsere Rolle oder unseren Beitrag in unserem Erfolg oder unserem Fortschritt ausdrückt, und die Wünsche oder die Ratschläge, die wir ihnen oder uns geben möchten.

Indem wir ein Erfolgsjournal führen, können wir unsere Erfolge und Fortschritte messen und dokumentieren, indem wir sie sichtbar und greifbar machen. Wir können auch unsere Erfolge und Fortschritte würdigen, indem wir sie reflektieren und bewerten. Wir können schließlich unsere Erfolge und Fortschritte feiern, indem wir sie genießen und schätzen.

Kapitel 4: Die Magie der Vergebung

In diesem Kapitel werden wir uns mit der Magie der Vergebung auseinandersetzen und untersuchen, wie wir sie praktizieren können. Vergebung ist ein wichtiger Bestandteil der positiven Psychologie und kann uns helfen, negative Emotionen wie Wut, Schuldgefühle und Groll loszulassen und uns dabei unterstützen, uns auf positive Aspekte des Lebens zu konzentrieren. Wir werden uns damit beschäftigen, was Vergebung ist, wie wir sie praktizieren können und welche heilende Wirkung sie auf uns hat. Wir werden auch praktische Übungen zur Förderung von Vergebung und innerem Frieden vorstellen und uns mit den Herausforderungen und Grenzen der Vergebung auseinandersetzen.

Vergebung ist ein wichtiger Bestandteil der positiven Psychologie. Sie kann uns helfen, negative Emotionen wie Wut, Schuldgefühle und Groll loszulassen und uns dabei unterstützen, uns auf positive Aspekte des Lebens zu konzentrieren. In diesem Kapitel werden wir uns mit der Magie der Vergebung auseinandersetzen und untersuchen, wie wir sie praktizieren können.

Was ist Vergebung?

Vergebung ist ein Prozess, bei dem wir negative Emotionen gegenüber einer Person oder Situation loslassen. Es geht darum, den Groll und die Wut loszulassen, die uns belasten und uns daran hindern, uns auf positive Aspekte des Lebens zu konzentrieren. Vergebung ist jedoch kein einfacher Prozess und erfordert oft Zeit und Anstrengung.

Wie können wir Vergebung praktizieren?

Es gibt verschiedene Techniken, die uns dabei helfen können, Vergebung zu praktizieren. Eine Möglichkeit besteht darin, sich bewusst zu machen, dass Vergebung ein Prozess ist und dass es Zeit braucht, um negative Emotionen loszulassen. Eine weitere Möglichkeit besteht darin, sich auf positive Aspekte des Lebens zu konzentrieren und sich auf die Zukunft zu konzentrieren, anstatt sich auf die Vergangenheit zu konzentrieren.

Eine weitere Technik, die uns dabei helfen kann, Vergebung zu praktizieren, ist die Meditation. Die Meditation kann uns dabei helfen, unsere Gedanken zu beruhigen und uns dabei unterstützen, uns auf positive Aspekte des Lebens zu konzentrieren. Eine Möglichkeit besteht darin, eine geführte Meditation zur Vergebung zu nutzen, um uns dabei zu helfen, negative Emotionen loszulassen und uns auf positive Aspekte des Lebens zu konzentrieren.

Eine weitere Möglichkeit besteht darin, sich auf positive Aspekte des Lebens zu konzentrieren und sich auf die Zukunft zu konzentrieren, anstatt sich auf die Vergangenheit zu konzentrieren. Eine Möglichkeit besteht darin, sich auf die Dinge zu konzentrieren, für die wir dankbar sind, und uns dabei zu helfen, positive Emotionen wie Liebe, Freude und Dankbarkeit zu fördern.

Die heilende Kraft der Vergebung

Vergebung hat eine heilende Wirkung auf uns. Sie kann uns helfen, negative Emotionen loszulassen und uns dabei unterstützen, uns auf positive Aspekte des Lebens zu konzentrieren. Vergebung kann auch dazu beitragen, unsere Beziehungen zu anderen Menschen zu verbessern und uns dabei helfen, uns auf positive Aspekte des Lebens zu konzentrieren.

Eine Studie von Fredrickson und Kollegen (2008) hat gezeigt, dass positive Emotionen wie Liebe, Freude und Dankbarkeit dazu beitragen können, unsere körperliche und psychische Gesundheit zu verbessern. Vergebung kann dazu beitragen, positive Emotionen zu fördern und uns dabei helfen, uns auf positive Aspekte des Lebens zu konzentrieren.

Vergebung kann uns auch dabei helfen, negative Emotionen loszulassen. Wenn wir jemandem vergeben, der uns verletzt hat, können wir uns von den negativen Emotionen befreien, die uns belasten. Wir können uns auf positive Aspekte des Lebens konzentrieren und uns auf unsere eigenen Bedürfnisse und Wünsche konzentrieren. Vergebung kann auch dazu beitragen, unsere Beziehungen zu anderen Menschen zu verbessern. Wenn wir jemandem vergeben, der uns verletzt hat, können wir unsere Beziehung zu dieser Person verbessern und uns wieder näherkommen.

Es ist jedoch wichtig zu beachten, dass Vergebung nicht immer einfach ist. Manchmal kann es schwierig sein, jemandem zu vergeben, der uns verletzt hat. Es kann auch schwierig sein, uns selbst zu vergeben, wenn wir das Gefühl haben, dass wir etwas falsch gemacht haben. Es ist jedoch wichtig, dass wir uns Zeit nehmen, um zu vergeben und uns von den negativen Emotionen zu befreien, die uns belasten.

Insgesamt hat Vergebung eine heilende Wirkung auf uns. Sie kann uns helfen, negative Emotionen loszulassen und uns dabei unterstützen, uns auf positive Aspekte des Lebens zu konzentrieren. Vergebung kann auch dazu beitragen, unsere Beziehungen zu anderen Menschen zu verbessern und uns dabei helfen, uns auf positive Aspekte des Lebens zu konzentrieren.

Praktische Übungen zur Förderung von Vergebung und innerem Frieden

Vergebung ist ein wichtiger Schritt auf dem Weg zu innerem Frieden. Es gibt verschiedene Übungen, die uns dabei helfen können, Vergebung zu praktizieren und inneren Frieden zu finden. Eine Möglichkeit besteht darin, einen Brief an die Person zu schreiben, die uns verletzt hat, in dem wir unsere Gefühle ausdrücken und um Vergebung bitten. Dies kann uns helfen, unsere negativen Emotionen loszulassen und uns auf positive Aspekte des Lebens zu konzentrieren. Eine weitere Möglichkeit besteht darin, sich auf positive Aspekte des Lebens zu konzentrieren und sich auf die Zukunft zu konzentrieren, anstatt sich auf die Vergangenheit zu konzentrieren. Wenn wir uns auf positive Aspekte des Lebens konzentrieren, können wir uns von den negativen Emotionen befreien, die uns belasten, und uns auf unsere eigenen Bedürfnisse und Wünsche konzentrieren.

Eine weitere Übung, die uns dabei helfen kann, Vergebung zu praktizieren, ist die Dankbarkeitsmeditation. Bei dieser Übung konzentrieren wir uns auf die Dinge, für die wir dankbar sind, und versuchen, positive Emotionen wie Liebe, Freude und Dankbarkeit zu fördern. Wir können uns zum Beispiel auf unsere Familie, unsere Freunde oder unsere Gesundheit konzentrieren und uns darüber freuen, dass wir diese Dinge in unserem Leben haben. Die Dankbarkeitsmeditation kann uns dabei helfen, uns auf positive Aspekte des Lebens zu konzentrieren und uns dabei helfen, uns von negativen Emotionen zu befreien.

Eine weitere Übung, die uns dabei helfen kann, Vergebung zu praktizieren, ist die Atemmeditation. Bei dieser Übung konzentrieren wir uns auf unseren Atem und versuchen, unseren

Geist zu beruhigen. Wir können uns zum Beispiel auf den Ein- und Ausatem konzentrieren und versuchen, unsere Gedanken loszulassen. Die Atemmeditation kann uns dabei helfen, uns zu entspannen und uns von negativen Emotionen zu befreien.

Insgesamt gibt es viele Übungen, die uns dabei helfen können, Vergebung zu praktizieren und inneren Frieden zu finden. Es ist wichtig, dass wir uns Zeit nehmen, um diese Übungen regelmäßig durchzuführen und uns auf positive Aspekte des Lebens zu konzentrieren. Wenn wir uns auf positive Aspekte des Lebens konzentrieren, können wir uns von negativen Emotionen befreien und uns auf unsere eigenen Bedürfnisse und Wünsche konzentrieren. Wir können uns auf unsere Familie, unsere Freunde oder unsere Gesundheit konzentrieren und uns darüber freuen, dass wir diese Dinge in unserem Leben haben. Wenn wir uns Zeit nehmen, um Vergebung zu praktizieren und uns auf positive Aspekte des Lebens zu konzentrieren, können wir inneren Frieden finden und ein erfülltes Leben führen.

Dankbarkeit im digitalen Zeitalter

Dankbarkeit ist ein wichtiger Bestandteil der positiven Psychologie und kann uns helfen, unser Wohlbefinden zu verbessern. In der heutigen digitalen Welt gibt es viele Möglichkeiten, Dankbarkeit zu praktizieren und positive Emotionen zu fördern.

Eine Möglichkeit besteht darin, ein Dankbarkeitstagebuch auf Ihrem Smartphone oder Computer zu führen. Es gibt viele Apps, die speziell für diesen Zweck entwickelt wurden, wie zum Beispiel

"Gratitude Journal" oder "Happify". Diese Apps können Ihnen dabei helfen, täglich drei Dinge zu notieren, für die Sie dankbar sind, und sich dabei auf positive Aspekte des Lebens zu konzentrieren.

Eine weitere Möglichkeit besteht darin, sich auf die Dinge zu konzentrieren, für die man dankbar ist, und sich dabei auf positive Aspekte des Lebens zu konzentrieren. So können Sie beispielsweise eine Liste mit den Dingen erstellen, die Sie an Ihrem Smartphone oder Computer schätzen, wie zum Beispiel die Möglichkeit, mit Freunden und Familie in Kontakt zu bleiben, oder die Möglichkeit, jederzeit auf Informationen zugreifen zu können.

Eine weitere Möglichkeit besteht darin, Dankbarkeit in der Meditation zu praktizieren. Es gibt viele geführte Meditationen zur Dankbarkeit, die Sie auf YouTube oder anderen Websites finden können. Eine Möglichkeit besteht darin, sich auf die Dinge zu konzentrieren, für die Sie dankbar sind, und sich dabei auf positive Aspekte des Lebens zu konzentrieren.

Es ist jedoch wichtig, sich daran zu erinnern, dass Technologie auch negative Auswirkungen auf unser Wohlbefinden haben kann. Zum Beispiel kann der ständige Gebrauch von Smartphones und Computern zu Stress, Angstzuständen und Schlafstörungen führen. Es ist daher wichtig, ein gesundes Gleichgewicht zwischen der Nutzung von Technologie und der Praxis von Dankbarkeit zu finden.

Die Herausforderungen und Grenzen der Vergebung

Vergebung ist kein einfacher Prozess und erfordert oft Zeit und Anstrengung. Es gibt auch Situationen, in denen Vergebung nicht möglich ist oder nicht ratsam ist. Es ist wichtig, sich bewusst zu machen, dass Vergebung ein Prozess ist und dass es Zeit braucht, um negative Emotionen loszulassen. Es ist auch wichtig, sich daran zu erinnern, dass Vergebung nicht immer möglich oder ratsam ist. Es gibt Situationen, in denen Vergebung nicht angebracht ist, wie zum Beispiel bei schweren Verbrechen oder bei wiederholtem Fehlverhalten.

Es ist auch wichtig, sich daran zu erinnern, dass Vergebung nicht bedeutet, dass wir das Verhalten der anderen Person akzeptieren oder gutheißen. Es geht darum, negative Emotionen loszulassen und uns auf positive Aspekte des Lebens zu konzentrieren.

Wenn Sie Schwierigkeiten haben, Vergebung zu praktizieren, kann es hilfreich sein, professionelle Hilfe in Anspruch zu nehmen. Ein Therapeut oder Berater kann Ihnen dabei helfen, Ihre negativen Emotionen zu verarbeiten und Ihnen Techniken zur Vergebung beibringen.

Die Magie der Vergebung in der Praxis

Wie können wir Vergebung in unserem täglichen Leben praktizieren? Hier sind einige praktische Tipps:

Vergeben Sie sich selbst: Vergebung beginnt bei uns selbst. Wir müssen uns selbst vergeben, bevor wir anderen vergeben können. Seien Sie freundlich und mitfühlend zu sich selbst und akzeptieren Sie Ihre Fehler und Schwächen.

Vergeben Sie anderen: Wenn Sie jemandem vergeben, lassen Sie negative Emotionen los und öffnen sich für positive Emotionen wie Liebe, Freude und Dankbarkeit. Versuchen Sie, sich in die Lage der anderen Person zu versetzen und ihre Perspektive zu verstehen.

Schreiben Sie einen Brief: Schreiben Sie einen Brief an die Person, die Sie verletzt hat, in dem Sie Ihre Gefühle ausdrücken und um Vergebung bitten. Dies kann Ihnen helfen, negative Emotionen loszulassen und sich auf positive Aspekte des Lebens zu konzentrieren.

Nutzen Sie die Kraft der Meditation: Die Meditation kann uns dabei helfen, unsere Gedanken zu beruhigen und uns dabei unterstützen, uns auf positive Aspekte des Lebens zu konzentrieren. Eine Möglichkeit besteht darin, eine geführte Meditation zur Vergebung zu nutzen, um uns dabei zu helfen, negative Emotionen loszulassen und uns auf positive Aspekte des Lebens zu konzentrieren.

Konzentrieren Sie sich auf positive Aspekte des Lebens: Konzentrieren Sie sich auf die Dinge, für die Sie dankbar sind, und versuchen Sie, positive Emotionen wie Liebe, Freude und Dankbarkeit zu fördern. Indem Sie sich auf positive Aspekte des

Lebens konzentrieren, können Sie negative Emotionen loslassen und sich auf positive Aspekte des Lebens konzentrieren.

Was die Forschung über die Wirkung von Dankbarkeit auf Gesundheit und Glück sagt

Dankbarkeit ist ein mächtiges Werkzeug, das uns helfen kann, unser Wohlbefinden zu verbessern. Zahlreiche Studien haben gezeigt, dass Menschen, die regelmäßig Dankbarkeit üben, ein höheres Maß an Zufriedenheit, Glück und psychischem Wohlbefinden aufweisen. Dankbarkeit kann auch helfen, Stress, Ängste und depressive Symptome zu reduzieren. Eine Studie von Paul Mills von der University of California in San Diego hat sogar gezeigt, dass Dankbarkeit die Gesundheit verbessern kann. Herzkranke, die das Schöne in ihrem Leben mehr zu schätzen wissen, sind weniger depressiv, schlafen besser, sind überzeugter, ihre Krankheit in den Griff zu bekommen, und haben weniger Entzündungsmarker im Blut, die ein Herzversagen begünstigen.

Dankbarkeit hat auch positive Auswirkungen auf unsere Beziehungen. Menschen, die dankbar sind, verhalten sich hilfsbereiter, und das wiederum stärkt die sozialen Beziehungen - übrigens sogar dann, wenn man die Dankbarkeit nicht zum Ausdruck bringt, sondern nur darüber nachdenkt bzw. schreibt. Dankbare Menschen sind optimistischer, einfühlsamer und führen erfülltere Beziehungen.

Es gibt verschiedene Möglichkeiten, Dankbarkeit zu praktizieren. Eine Möglichkeit besteht darin, ein Dankbarkeitstagebuch zu führen, in dem man täglich drei Dinge notiert, für die man dankbar ist. Eine weitere Möglichkeit besteht darin, sich auf die Dinge zu konzentrieren, für die man dankbar ist, und sich dabei auf positive Aspekte des Lebens zu konzentrieren. Eine weitere Möglichkeit besteht darin, Dankbarkeit in der Meditation zu praktizieren, um uns dabei zu helfen, negative Emotionen loszulassen und uns auf positive Aspekte des Lebens zu konzentrieren.

Es gibt auch einige Forschungen, die darauf hinweisen, dass Dankbarkeit auch auf körperlicher Ebene positive Auswirkungen haben kann. Eine Studie von Emmons und McCullough (2003) hat gezeigt, dass Menschen, die regelmäßig Dankbarkeit üben, ein stärkeres Immunsystem haben und seltener krank werden. Eine weitere Studie von Korb und Moller (2017) hat gezeigt, dass Dankbarkeit auch dazu beitragen kann, Schmerzen zu lindern.

Kapitel 5: Die Schönheit der Liebe

Liebe ist ein universelles Gefühl, das uns alle betrifft. Es gibt viele Arten von Liebe, wie die Liebe zu einem Partner, zu Freunden, zur Familie, zu Haustieren, zur Natur und zu Gott. Liebe ist ein Gefühl der Zuneigung, des Respekts und der Wertschätzung. Es ist ein Gefühl, das uns glücklich macht und uns das Gefühl gibt, dass wir nicht allein sind. In diesem Kapitel werden wir uns mit der Schönheit der Liebe auseinandersetzen und untersuchen, wie wir Liebe erfahren und ausdrücken können.

Was ist Liebe und wie können wir sie erfahren und ausdrücken?

Liebe ist ein komplexes Gefühl, das schwer zu definieren ist. Es gibt jedoch einige Merkmale, die Liebe definieren. Liebe ist ein Gefühl der Zuneigung, des Respekts und der Wertschätzung. Liebe ist auch ein Gefühl der Verbindung und des Vertrauens. Wenn wir lieben, fühlen wir uns glücklich und erfüllt. Wir fühlen uns auch sicher und geborgen. Es gibt viele Möglichkeiten, wie wir Liebe erfahren und ausdrücken können. Hier sind einige Beispiele:

- Wir können Liebe durch Worte ausdrücken, indem wir unserem Partner sagen, dass wir ihn lieben.

- Wir können Liebe durch Taten ausdrücken, indem wir unserem Partner helfen oder ihm etwas schenken.

- Wir können Liebe durch körperliche Berührungen ausdrücken, wie Umarmungen oder Küsse.

- Wir können Liebe durch gemeinsame Aktivitäten ausdrücken, wie Spaziergänge oder gemeinsames Kochen.

Es gibt viele Möglichkeiten, wie wir Liebe erfahren und ausdrücken können. Es ist wichtig, dass wir uns Zeit nehmen, um unsere Liebe auszudrücken und zu erfahren.

Wie wir unsere Beziehungen und Bindungen stärken und vertiefen können

Beziehungen sind ein wichtiger Bestandteil unseres Lebens. Sie geben uns das Gefühl, dass wir nicht allein sind und dass wir jemanden haben, auf den wir uns verlassen können. Es gibt viele Möglichkeiten, wie wir unsere Beziehungen und Bindungen stärken und vertiefen können. Hier sind einige Beispiele:

- Wir können unsere Beziehungen stärken, indem wir unseren Partner unterstützen und ihm helfen.

- Wir können unsere Beziehungen stärken, indem wir unserem Partner zuhören und seine Bedürfnisse verstehen.

- Wir können unsere Beziehungen stärken, indem wir gemeinsame Aktivitäten unternehmen, wie Reisen oder Sport.

- Wir können unsere Beziehungen stärken, indem wir uns Zeit nehmen, um miteinander zu reden und unsere Gedanken und Gefühle auszudrücken.

Es gibt viele Möglichkeiten, wie wir unsere Beziehungen und Bindungen stärken und vertiefen können. Es ist wichtig, dass wir uns Zeit nehmen, um unsere Beziehungen zu pflegen und zu vertiefen.

Wie wir unsere Nähe und Intimität erhöhen und genießen können

Nähe und Intimität sind wichtige Bestandteile einer Beziehung. Sie geben uns das Gefühl, dass wir unserem Partner nahe sind und dass wir uns geborgen fühlen. Es gibt viele Möglichkeiten, wie wir unsere Nähe und Intimität erhöhen und genießen können. Hier sind einige Beispiele:

- Wir können unsere Nähe und Intimität erhöhen, indem wir unserem Partner zuhören und seine Bedürfnisse verstehen.

- Wir können unsere Nähe und Intimität erhöhen, indem wir gemeinsame Aktivitäten unternehmen, wie Spaziergänge oder gemeinsames Kochen.

- Wir können unsere Nähe und Intimität erhöhen, indem wir uns Zeit nehmen, um miteinander zu reden und unsere Gedanken und Gefühle auszudrücken.

- Wir können unsere Nähe und Intimität genießen, indem wir uns Zeit nehmen, um uns zu entspannen und uns aufeinander zu konzentrieren.

Es gibt viele Möglichkeiten, wie wir unsere Nähe und Intimität erhöhen und genießen können. Es ist wichtig, dass wir uns Zeit nehmen, um unsere Nähe und Intimität zu pflegen und zu vertiefen.

Selbstliebe als Basis für erfüllende Beziehungen

Selbstliebe ist ein wichtiger Bestandteil einer erfüllenden Beziehung. Wenn wir uns selbst lieben und akzeptieren, können wir auch den Partner so lieben, wie er ist. Selbstliebe bedeutet, dass wir uns selbst wertschätzen und uns so akzeptieren, wie wir sind. Wir erkennen unsere Stärken und Schwächen und akzeptieren uns selbst als Ganzes. Wenn wir uns selbst lieben, suchen wir nicht nach Bestätigung im Außen, sondern finden sie in uns selbst. Wir fühlen uns sicher und geborgen und können auch in der Beziehung besser für uns sorgen.

Selbstliebe bedeutet auch Selbstfürsorge. Wir sollten uns selbst gut behandeln und auf unser Wohlbefinden achten. Das beinhaltet, dass wir uns Zeit für uns selbst nehmen, unsere Bedürfnisse ernst nehmen und uns auch mal Ruhepausen gönnen. Wenn wir uns gut um uns selbst kümmern, werden wir ausgeglichener und können auch in der Beziehung besser für uns sorgen.

Eine erfüllende Beziehung benötigt eine Basis aus Vertrauen, Ehrlichkeit und Liebe. Die Basis dafür ist jedoch die Liebe zu sich selbst. Wenn wir uns selbst lieben und akzeptieren, können wir auch den Partner so lieben, wie er ist. Wir müssen uns nicht verstellen oder uns verändern, um dem Partner zu gefallen. Stattdessen können wir uns selbst treu bleiben und unsere Bedürfnisse und Wünsche offen kommunizieren. Wenn wir uns selbst lieben, haben wir auch ein starkes Selbstbewusstsein und ein gesundes Selbstwertgefühl. Wir fühlen uns wohl in unserer Haut und lieben uns so wie wir sind. Diese positive Einstellung zu uns selbst überträgt sich auch auf unsere Beziehung. Denn wir gehen selbstbewusst und zufrieden in die Partnerschaft und können so auch unserem Partner Liebe und Zuneigung schenken.

Wenn wir uns selbst nicht lieben, suchen wir oft Bestätigung und Anerkennung im Außen. Wir lassen uns leicht verunsichern und fühlen uns oft unsicher und unzufrieden. Das kann zu Konflikten führen, da der Partner uns nicht immer die Bestätigung geben kann, die wir brauchen. Wenn wir uns selbst nicht lieben, neigen wir auch dazu, uns selbst zu vernachlässigen und unsere Bedürfnisse hintenanzustellen. Das kann dazu führen, dass wir uns ausgebrannt und unzufrieden fühlen.

Es ist wichtig, dass wir uns Zeit nehmen, um uns selbst zu lieben und zu akzeptieren. Wir sollten uns selbst so behandeln, wie wir es von anderen erwarten würden. Wir sollten uns selbst mit Freundlichkeit und Mitgefühl begegnen und uns selbst so akzeptieren, wie wir sind. Wenn wir uns selbst lieben, können wir auch anderen gegenüber liebevoll und respektvoll sein und unsere Beziehung auf eine positive und erfüllende Art und Weise gestalten.

Es gibt viele Möglichkeiten, wie wir Selbstliebe praktizieren können. Eine Möglichkeit besteht darin, uns selbst zu reflektieren und uns unsere Stärken und Schwächen bewusst zu machen. Eine weitere Möglichkeit besteht darin, uns selbst zu vergeben und uns nicht für unsere Fehler zu verurteilen. Wir sollten uns auch Zeit nehmen, um uns selbst zu pflegen und uns etwas Gutes zu tun. Das kann zum Beispiel ein entspannendes Bad oder ein Spaziergang in der Natur sein.

Insgesamt ist Selbstliebe ein wichtiger Bestandteil einer erfüllenden Beziehung. Wenn wir uns selbst lieben und akzeptieren, können wir auch den Partner so lieben, wie er ist. Wir müssen uns nicht verstellen oder uns verändern, um dem Partner zu gefallen. Stattdessen können wir uns selbst treu bleiben und unsere Bedürfnisse und Wünsche offen kommunizieren. Wenn wir uns selbst lieben, haben wir auch ein starkes Selbstbewusstsein und ein gesundes Selbstwertgefühl. Wir fühlen uns wohl in unserer Haut und lieben uns so wie wir sind. Diese positive Einstellung zu uns selbst überträgt sich auch auf unsere Beziehung. Denn wir gehen selbstbewusst und zufrieden in die Partnerschaft und können so auch unserem Partner Liebe und Zuneigung schenken.

Liebesbeziehungen und ihre Auswirkungen auf Gesundheit und Glück

Liebesbeziehungen können sich positiv auf unsere Gesundheit und unser Glück auswirken. Eine glückliche Beziehung kann uns das Gefühl geben, dass wir nicht allein sind und dass wir jemanden haben, auf den wir uns verlassen können. Sie kann uns auch das Gefühl geben, dass wir geborgen und sicher sind. Studien haben gezeigt, dass Menschen in glücklichen Beziehungen tendenziell gesünder und glücklicher sind als Menschen, die allein sind oder in unglücklichen Beziehungen leben.

Eine glückliche Beziehung kann sich positiv auf unsere Gesundheit auswirken, indem sie uns vor Krankheiten schützt und unser Immunsystem stärkt. Eine Studie des National Institute of Mental Health hat gezeigt, dass Menschen in glücklichen Beziehungen ein stärkeres Immunsystem haben und seltener krank werden. Eine andere Studie hat gezeigt, dass Menschen in glücklichen Beziehungen ein geringeres Risiko für Herz-Kreislauf-Erkrankungen haben. Eine weitere Studie hat gezeigt, dass Menschen in glücklichen Beziehungen länger leben als Menschen, die allein sind oder in unglücklichen Beziehungen leben.

Eine glückliche Beziehung kann sich auch positiv auf unser Glück auswirken. Wenn wir in einer glücklichen Beziehung sind, fühlen wir uns oft zufriedener und erfüllter. Wir haben jemanden, mit dem wir unsere Freuden und Sorgen teilen können, und das gibt uns das Gefühl, dass wir nicht allein sind. Eine glückliche Beziehung kann uns auch dabei helfen, uns selbst besser kennenzulernen und uns weiterzuentwickeln. Wir können von unserem Partner lernen und uns gegenseitig unterstützen.

Es ist jedoch wichtig zu beachten, dass nicht alle Beziehungen glücklich sind. Eine unglückliche Beziehung kann sich negativ auf unsere Gesundheit und unser Glück auswirken. Wenn wir in einer unglücklichen Beziehung sind, fühlen wir uns oft gestresst und unzufrieden. Das kann zu körperlichen und psychischen Problemen führen. Es ist daher wichtig, dass wir uns Zeit nehmen, um unsere Beziehungen zu pflegen und zu vertiefen.

Insgesamt können Liebesbeziehungen sich positiv auf unsere Gesundheit und unser Glück auswirken. Eine glückliche Beziehung kann uns das Gefühl geben, dass wir nicht allein sind und dass wir jemanden haben, auf den wir uns verlassen können. Sie kann uns auch das Gefühl geben, dass wir geborgen und sicher sind. Es ist wichtig, dass wir uns Zeit nehmen, um unsere Beziehungen zu pflegen und zu vertiefen, damit wir die positiven Auswirkungen der Liebe auf unsere Gesundheit und unser Glück genießen können.

Liebe als Antrieb für soziales Engagement und Mitgefühl

Liebe kann ein starker Antrieb für soziales Engagement und Mitgefühl sein. Wenn wir lieben, fühlen wir uns mit anderen verbunden und möchten ihnen helfen. Wir möchten, dass es ihnen gut geht und dass sie glücklich sind. Liebe kann uns auch dazu inspirieren, uns für eine gute Sache einzusetzen und uns für andere einzusetzen.

Liebe kann uns dazu inspirieren, uns für eine gute Sache einzusetzen und uns für andere einzusetzen. Wenn wir lieben, möchten wir, dass es anderen gut geht. Wir möchten, dass sie glücklich sind und dass sie ein erfülltes Leben führen können. Wir möchten, dass sie sich geborgen und sicher fühlen und dass sie wissen, dass sie nicht allein sind.

Liebe kann uns auch dazu inspirieren, uns für eine gute Sache einzusetzen. Wenn wir lieben, möchten wir, dass die Welt ein besserer Ort wird. Wir möchten, dass es weniger Leid gibt und dass die Menschen in Frieden und Harmonie miteinander leben können. Wir möchten, dass die Natur geschützt wird und dass die Tiere artgerecht gehalten werden. Wir möchten, dass die Welt ein Ort ist, an dem alle Menschen glücklich und erfüllt leben können.

Liebe kann uns auch dazu inspirieren, uns für andere einzusetzen. Wenn wir lieben, möchten wir, dass es anderen gut geht. Wir möchten, dass sie glücklich sind und dass sie ein erfülltes Leben führen können. Wir möchten, dass sie sich geborgen und sicher fühlen und dass sie wissen, dass sie nicht allein sind. Wir möchten, dass sie wissen, dass sie geliebt werden und dass sie wertvoll sind.

Liebe kann uns auch dazu inspirieren, uns für diejenigen einzusetzen, die keine Stimme haben. Wir können uns für die Rechte von Tieren einsetzen oder uns für den Umweltschutz engagieren. Wir können uns für diejenigen einsetzen, die unterdrückt werden oder die in Armut leben. Wir können uns für diejenigen einsetzen, die krank sind oder die Hilfe benötigen.

Insgesamt kann Liebe ein starker Antrieb für soziales Engagement und Mitgefühl sein. Wenn wir lieben, möchten wir, dass es anderen gut geht. Wir möchten, dass sie glücklich sind und dass sie ein erfülltes Leben führen können. Wir möchten, dass sie sich geborgen und sicher fühlen und dass sie wissen, dass sie nicht allein sind. Wir möchten, dass die Welt ein besserer Ort wird und dass alle Menschen glücklich und erfüllt leben können. Wenn wir uns für andere einsetzen, können wir dazu beitragen, dass die Welt ein besserer Ort wird und dass alle Menschen glücklich und erfüllt leben können.

Kreativer Ausdruck der Liebe: Kunst, Musik und andere Formen

Liebe kann auf viele Arten ausgedrückt werden, wie zum Beispiel durch Kunst, Musik und andere Formen des kreativen Ausdrucks. Künstler und Musiker haben oft die Fähigkeit, die Schönheit der Liebe auf eine Weise auszudrücken, die uns tief berührt und inspiriert. Liebe kann auch durch Gedichte, Geschichten und andere literarische Werke ausgedrückt werden. Diese Werke können uns helfen, die Schönheit der Liebe zu verstehen und zu schätzen.

Kunst ist eine der ältesten Formen des kreativen Ausdrucks und hat eine lange Tradition in der Darstellung von Liebe und Romantik. Viele Künstler haben die Schönheit der Liebe in ihren Werken dargestellt und uns damit tief berührt. Ein Beispiel dafür ist das Gemälde "Der Kuss" von Gustav Klimt. Das Gemälde zeigt ein Paar, das sich leidenschaftlich küsst, und drückt die Schönheit und Intensität der Liebe aus. Ein weiteres Beispiel ist die Skulptur "Der Denker" von Auguste Rodin. Die Skulptur zeigt einen Mann, der über die Liebe nachdenkt, und drückt die Komplexität und Tiefe dieses Gefühls aus.

Musik ist eine weitere Form des kreativen Ausdrucks, die oft mit Liebe und Romantik in Verbindung gebracht wird. Viele Musiker haben Lieder über die Liebe geschrieben und uns damit tief berührt. Ein Beispiel dafür ist das Lied "My Heart Will Go On" von Celine Dion. Das Lied drückt die Schönheit und Intensität der Liebe aus und hat Millionen von Menschen auf der ganzen Welt berührt. Ein weiteres Beispiel ist das Lied "I Will Always Love You" von Whitney Houston. Das Lied drückt die Tiefe und Intensität der Liebe aus und hat Millionen von Menschen auf der ganzen Welt berührt.

Gedichte sind eine weitere Form des kreativen Ausdrucks, die oft mit Liebe und Romantik in Verbindung gebracht werden. Viele Dichter haben Gedichte über die Liebe geschrieben und uns damit tief berührt. Ein Beispiel dafür ist das Gedicht "How Do I Love Thee?" von Elizabeth Barrett Browning. Das Gedicht drückt die Schönheit und Intensität der Liebe aus und hat Millionen von Menschen auf der ganzen Welt berührt. Ein weiteres Beispiel ist das Gedicht "Annabel Lee" von Edgar Allan Poe. Das Gedicht drückt die Tiefe und Intensität der Liebe aus und hat Millionen von Menschen auf der ganzen Welt berührt.

Literarische Werke sind eine weitere Form des kreativen Ausdrucks, die oft mit Liebe und Romantik in Verbindung gebracht werden. Viele Schriftsteller haben Bücher über die Liebe geschrieben und uns damit tief berührt. Ein Beispiel dafür ist das Buch "Stolz und Vorurteil" von Jane Austen. Das Buch drückt die Schönheit und Komplexität der Liebe aus und hat Millionen von Menschen auf der ganzen Welt berührt. Ein weiteres Beispiel ist das Buch "Romeo und Julia" von William Shakespeare. Das Buch drückt die Tiefe und Intensität der Liebe aus und hat Millionen von Menschen auf der ganzen Welt berührt.

Insgesamt gibt es viele Formen des kreativen Ausdrucks, die uns helfen können, die Schönheit und Intensität der Liebe zu verstehen und zu schätzen. Kunst, Musik, Gedichte und literarische Werke sind nur einige Beispiele dafür. Jede Form des kreativen Ausdrucks hat ihre eigene Schönheit und Bedeutung und kann uns auf ihre eigene Art und Weise berühren. Wenn wir uns für Kunst, Musik, Gedichte und literarische Werke öffnen, können wir die Schönheit der Liebe in all ihren Facetten erleben und genießen

Liebe als vielfältiges Phänomen: Romantische Liebe, Freundschaft, Familie, Selbstliebe und universelle Liebe

Liebe ist ein vielfältiges Phänomen, das viele Formen annehmen kann. Es gibt romantische Liebe, die Liebe zwischen Freunden, die Liebe innerhalb der Familie, die Liebe zu sich selbst und die universelle Liebe. Jede Form der Liebe hat ihre eigene Schönheit und Bedeutung.

Romantische Liebe ist eine der bekanntesten Formen der Liebe. Sie ist geprägt von Leidenschaft, Intimität und Verpflichtung. Romantische Liebe ist oft mit sexueller Anziehungskraft verbunden und kann zu einer langfristigen Beziehung führen. Romantische Liebe kann jedoch auch kurzlebig sein und schnell vergehen.

Die Liebe zwischen Freunden ist eine weitere Form der Liebe. Sie ist geprägt von Vertrauen, Loyalität und Unterstützung. Freundschaftliche Liebe kann genauso tief und bedeutsam sein wie romantische Liebe. Freundschaftliche Liebe kann auch eine lebenslange Beziehung sein, die uns durch alle Höhen und Tiefen des Lebens begleitet.

Die Liebe innerhalb der Familie ist eine weitere Form der Liebe. Sie ist geprägt von Vertrauen, Fürsorge und Unterstützung. Familienliebe kann zwischen Eltern und Kindern, Geschwistern oder Großeltern und Enkeln bestehen. Familienliebe ist oft eine lebenslange Beziehung, die uns durch alle Höhen und Tiefen des Lebens begleitet.

Die Liebe zu sich selbst ist eine weitere Form der Liebe. Sie ist geprägt von Selbstakzeptanz, Selbstfürsorge und Selbstliebe. Wenn wir uns selbst lieben, können wir auch andere lieben und uns um sie kümmern. Selbstliebe ist ein wichtiger Bestandteil einer erfüllten Beziehung. Wenn wir uns selbst lieben und akzeptieren, können wir auch den Partner so lieben, wie er ist.

Die universelle Liebe ist eine weitere Form der Liebe. Sie ist geprägt von Mitgefühl, Empathie und Verständnis. Universelle Liebe bedeutet, dass wir alle Menschen lieben und respektieren, unabhängig von ihrer Herkunft, ihrem Geschlecht oder ihrer Religion. Universelle Liebe bedeutet auch, dass wir uns für das Wohl aller Menschen einsetzen und uns für eine bessere Welt einsetzen.

Insgesamt gibt es viele Formen der Liebe, die alle ihre eigene Schönheit und Bedeutung haben. Es ist wichtig, dass wir uns Zeit nehmen, um die verschiedenen Formen der Liebe zu verstehen und zu schätzen. Jede Form der Liebe kann uns auf ihre eigene Art und Weise berühren und uns helfen, ein erfülltes Leben zu führen.

Kapitel 6: Die Weisheit der Intuition

Intuition ist ein Phänomen, das uns allen bekannt ist. Es ist das Gefühl, das wir haben, wenn wir eine Entscheidung treffen, ohne dass wir uns bewusst darüber nachdenken. Intuition ist eine Art inneres Wissen, das uns hilft, Entscheidungen zu treffen und Situationen zu beurteilen. In diesem Kapitel werden wir uns mit der Intuition und ihrer Bedeutung für unser Leben beschäftigen. Wir werden uns damit auseinandersetzen, wie wir unsere Intuition wahrnehmen und verstehen können, wie wir unsere Kreativität und Inspiration fördern können, wie wir unsere Leidenschaft und Lebensfreude entdecken und entfachen können, wie Intuition in Entscheidungsprozessen eine ganzheitliche Herangehensweise ermöglicht, wie Intuition und persönliche Authentizität miteinander verbunden sind, wie Intuition und Innovation zusammenhängen, welche spirituelle Dimension die Intuition hat und wie wir unsere Intuition trainieren und vertrauen können.

Was ist Intuition und wie können wir sie wahrnehmen und verstehen?

Intuition ist ein inneres Wissen, das uns hilft, Entscheidungen zu treffen und Situationen zu beurteilen. Es ist ein Gefühl, das wir haben, wenn wir eine Entscheidung treffen, ohne dass wir uns bewusst darüber nachdenken. Intuition ist eine Art inneres Wissen, das auf unseren Erfahrungen, Wissen und Wahrnehmungen basiert. Es ist ein Prozess, der unbewusst abläuft und uns hilft, schnell Entscheidungen zu treffen.

Intuition kann auf verschiedene Arten wahrgenommen werden. Einige Menschen spüren sie als ein Bauchgefühl, andere als eine innere Stimme oder als ein Gefühl der Gewissheit. Intuition kann auch als ein plötzlicher Gedanke oder als ein Gefühl der Inspiration wahrgenommen werden. Es ist wichtig zu beachten, dass Intuition nicht immer zuverlässig ist und dass es wichtig ist, sie mit rationalen Überlegungen zu ergänzen.

Um unsere Intuition besser zu verstehen, können wir uns auf unsere Erfahrungen und Wahrnehmungen konzentrieren. Wir können uns fragen, welche Entscheidungen wir in der Vergangenheit getroffen haben und wie wir uns dabei gefühlt haben. Wir können auch unsere Wahrnehmungen und Empfindungen bewusst wahrnehmen und uns fragen, was sie uns sagen wollen. Durch diese Übungen können wir unsere Intuition besser verstehen und lernen, ihr zu vertrauen.

Wie wir unsere Kreativität und Inspiration fördern können

Intuition ist ein inneres Wissen, das uns hilft, Entscheidungen zu treffen und Situationen zu beurteilen. Es ist ein Gefühl, das wir haben, wenn wir eine Entscheidung treffen, ohne dass wir uns bewusst darüber nachdenken. Intuition ist eine Art inneres Wissen, das auf unseren Erfahrungen, Wissen und Wahrnehmungen basiert. Es ist ein Prozess, der unbewusst abläuft und uns hilft, schnell Entscheidungen zu treffen.

Intuition kann auf verschiedene Arten wahrgenommen werden. Einige Menschen spüren sie als ein Bauchgefühl, andere als eine innere Stimme oder als ein Gefühl der Gewissheit. Intuition kann auch als ein plötzlicher Gedanke oder als ein Gefühl der Inspiration wahrgenommen werden. Es ist wichtig zu beachten, dass Intuition nicht immer zuverlässig ist und dass es wichtig ist, sie mit rationalen Überlegungen zu ergänzen.

Um unsere Intuition besser zu verstehen, können wir uns auf unsere Erfahrungen und Wahrnehmungen konzentrieren. Wir können uns fragen, welche Entscheidungen wir in der Vergangenheit getroffen haben und wie wir uns dabei gefühlt haben. Wir können auch unsere Wahrnehmungen und Empfindungen bewusst wahrnehmen und uns fragen, was sie uns sagen wollen. Durch diese Übungen können wir unsere Intuition besser verstehen und lernen, ihr zu vertrauen.

Wie wir unsere Leidenschaft und Lebensfreude entdecken und entfachen können

Leidenschaft und Lebensfreude sind wichtige Aspekte unseres Lebens. Sie können uns helfen, unsere Ziele zu erreichen und unser Leben zu bereichern. Es gibt viele Möglichkeiten, unsere Leidenschaft und Lebensfreude zu entdecken und zu entfachen.

Eine Möglichkeit besteht darin, uns neuen Erfahrungen und Herausforderungen zu stellen. Indem wir uns neuen Situationen aussetzen, können wir neue Perspektiven gewinnen und unsere Leidenschaft und Lebensfreude entdecken. Wir können auch unsere Umgebung verändern, um unsere Leidenschaft und Lebensfreude zu entfachen. Indem wir uns in einer inspirierenden Umgebung aufhalten, können wir unsere Leidenschaft und Lebensfreude steigern.

Eine weitere Möglichkeit, uns Zeit für uns selbst zu nehmen, ist die Meditation. Bei der Meditation können wir uns auf unseren Atem konzentrieren und versuchen, unseren Geist zu beruhigen. Wir können uns zum Beispiel auf den Ein- und Ausatem konzentrieren und versuchen, unsere Gedanken loszulassen. Die Meditation kann uns dabei helfen, uns zu entspannen und uns von negativen Emotionen zu befreien.

Eine weitere Möglichkeit besteht darin, uns regelmäßig Zeit für uns selbst zu nehmen. Wir können uns zum Beispiel einen Abend in der Woche freihalten, um uns unseren Hobbys und Interessen zu widmen. Indem wir uns Zeit für uns selbst nehmen, können wir uns auf unsere Gedanken und Gefühle konzentrieren und unsere Kreativität und Inspiration fördern.

Intuition in Entscheidungsprozessen

Eine ganzheitliche Herangehensweise Intuition ist ein wichtiger Faktor bei Entscheidungsprozessen. Eine ganzheitliche Herangehensweise bedeutet, dass wir unsere Intuition mit rationalen Überlegungen ergänzen sollten. Wir sollten uns auf unsere Erfahrungen und Wahrnehmungen konzentrieren, um unsere Intuition besser zu verstehen und zu lernen, ihr zu vertrauen. Eine Studie von Lerner et al. (2015) hat gezeigt, dass wir die Emotionen unserer Mitmenschen mit systematischem Denken besser deuten können. Gelungene Empathie ist demnach das sorgsame Abwägen aller Informationen. Es ist wichtig, dass wir uns Zeit nehmen, um unsere Intuition zu trainieren und zu vertrauen.

Die Verbindung von Intuition und persönlicher Authentizität Intuition und persönliche Authentizität sind eng miteinander verbunden. Unsere Intuition ist ein Ausdruck unseres inneren Selbst und kann uns helfen, unsere Ziele zu erreichen und unser Leben zu bereichern. Es ist wichtig, dass wir uns Zeit nehmen, um uns mit unserer Intuition zu verbinden und ihr zu vertrauen.

Intuition ist ein wichtiger Faktor bei Entscheidungsprozessen. Eine ganzheitliche Herangehensweise bedeutet, dass wir unsere Intuition mit rationalen Überlegungen ergänzen sollten. Wir sollten uns auf unsere Erfahrungen und Wahrnehmungen konzentrieren, um unsere Intuition besser zu verstehen und zu lernen, ihr zu vertrauen. Eine Studie von Lerner et al. (2015) hat gezeigt, dass wir die Emotionen unserer Mitmenschen mit systematischem Denken besser deuten können. Gelungene Empathie ist demnach das sorgsame Abwägen aller Informationen. Es ist wichtig, dass wir uns Zeit nehmen, um unsere Intuition zu trainieren und zu vertrauen.

Intuition und persönliche Authentizität sind eng miteinander verbunden. Unsere Intuition ist ein Ausdruck unseres inneren Selbst und kann uns helfen, unsere Ziele zu erreichen und unser Leben zu bereichern. Es ist wichtig, dass wir uns Zeit nehmen, um uns mit unserer Intuition zu verbinden und ihr zu vertrauen. Wir können unsere Intuition trainieren, indem wir uns Zeit für uns selbst nehmen und uns auf unsere Erfahrungen und Wahrnehmungen konzentrieren. Wir können auch unsere Kreativität und Inspiration fördern, um unsere Intuition zu stärken. Indem wir uns mit unserer inneren Stimme verbinden und auf unsere Intuition hören, können wir unsere wahren Bedürfnisse und Wünsche erkennen. Wir lernen, auf unsere innere Weisheit zu vertrauen und Entscheidungen zu treffen, die im Einklang mit unserem wahren Selbst stehen.

Eine ganzheitliche Herangehensweise bedeutet, dass wir unsere Intuition mit rationalen Überlegungen ergänzen sollten. Wir sollten uns auf unsere Erfahrungen und Wahrnehmungen konzentrieren, um unsere Intuition besser zu verstehen und zu lernen, ihr zu vertrauen. Eine Studie von Lerner et al. (2015) hat gezeigt, dass wir die Emotionen unserer Mitmenschen mit systematischem Denken besser deuten können. Gelungene Empathie ist demnach das sorgsame Abwägen aller Informationen. Es ist wichtig, dass wir uns Zeit nehmen, um unsere Intuition zu trainieren und zu vertrauen.

Die Verbindung von Intuition und persönlicher Authentizität ist ein wichtiger Aspekt, um unsere Intuition zu stärken. Unsere Intuition ist ein Ausdruck unseres inneren Selbst und kann uns helfen, unsere Ziele zu erreichen und unser Leben zu bereichern. Es ist wichtig, dass wir uns Zeit nehmen, um uns mit unserer Intuition zu verbinden und ihr zu vertrauen. Wir können unsere Intuition trainieren, indem wir uns Zeit für uns selbst nehmen und uns auf unsere Erfahrungen und Wahrnehmungen konzentrieren. Wir können auch unsere Kreativität und Inspiration fördern, um unsere Intuition zu stärken. Indem wir uns mit unserer inneren Stimme verbinden und auf unsere Intuition hören, können wir unsere wahren Bedürfnisse und Wünsche erkennen. Wir lernen, auf unsere innere Weisheit zu vertrauen und Entscheidungen zu treffen, die im Einklang mit unserem wahren Selbst stehen.

Intuition und Innovation

Wie neue Ideen entstehen Intuition und Innovation sind eng miteinander verbunden. Intuition kann uns helfen, neue Ideen zu generieren und uns dabei helfen, uns auf positive Aspekte des Lebens zu konzentrieren. Eine Möglichkeit, unsere Intuition zu fördern, besteht darin, uns neuen Erfahrungen und Herausforderungen zu stellen. Indem wir uns neuen Situationen aussetzen, können wir neue Perspektiven gewinnen und unsere Kreativität fördern.

Eine Möglichkeit, unsere Intuition zu fördern, besteht darin, uns neuen Erfahrungen und Herausforderungen zu stellen. Indem wir uns neuen Situationen aussetzen, können wir neue Perspektiven gewinnen und unsere Kreativität fördern. Wir können auch unsere Umgebung verändern, um unsere Kreativität und Inspiration zu steigern. Indem wir uns in einer inspirierenden Umgebung aufhalten, können wir unsere Kreativität und Inspiration steigern.

Eine weitere Möglichkeit, unsere Intuition zu fördern, besteht darin, uns Zeit für uns selbst zu nehmen. Indem wir uns Zeit für uns selbst nehmen, können wir uns auf unsere Gedanken und Gefühle konzentrieren und unsere Kreativität und Inspiration fördern. Wir können uns zum Beispiel auf unsere Hobbys und Interessen konzentrieren, um unsere Kreativität und Inspiration zu steigern.

Insgesamt gibt es viele Möglichkeiten, unsere Intuition zu fördern und unsere Kreativität und Inspiration zu steigern. Es ist wichtig, dass wir uns Zeit nehmen, um uns neuen Erfahrungen und Herausforderungen zu stellen und uns auf unsere Gedanken und Gefühle zu konzentrieren. Wenn wir uns Zeit für uns selbst nehmen und uns auf unsere Gedanken und Gefühle konzentrieren, können wir unsere Intuition und Kreativität fördern und neue Ideen generieren.

Spirituelle Dimension der Intuition

Transzendente Erfahrungen Intuition hat auch eine spirituelle Dimension. Sie kann uns mit einer größeren Dimension des Lebens verbinden und uns ein tieferes Verständnis von uns selbst und der Welt um uns herum vermitteln. Eine Studie von TM-Ausübenden hat gezeigt, dass sich ihre Intuition verbessert und dass der richtige Gedanke sich spontan zur richtigen Zeit einstellt.

Wie wir unsere Intuition trainieren und vertrauen können Wir können unsere Intuition trainieren, indem wir uns Zeit für uns selbst nehmen und uns auf unsere Erfahrungen und Wahrnehmungen konzentrieren. Wir können auch unsere Kreativität und Inspiration fördern, um unsere Intuition zu stärken. Es ist wichtig, dass wir uns Zeit nehmen, um unsere Intuition zu trainieren und ihr zu vertrauen.

Die spirituelle Dimension der Intuition ist ein faszinierendes Thema, das uns mit einer größeren Dimension des Lebens verbinden und uns ein tieferes Verständnis von uns selbst und der Welt um uns herum vermitteln kann. Eine Studie von TM-Ausübenden hat gezeigt, dass sich ihre Intuition verbessert und dass der richtige Gedanke sich spontan zur richtigen Zeit einstellt. Aber was genau ist die spirituelle Dimension der Intuition und wie können wir sie wahrnehmen und verstehen?

Die spirituelle Dimension der Intuition ist eng mit der transzendentalen Erfahrung verbunden. Transzendenz bedeutet, dass wir uns über die physische Welt hinausbewegen und uns mit einer höheren Realität verbinden. Es geht darum, die Grenzen unseres Egos zu überwinden und uns mit dem Universum als Ganzes zu verbinden. Spirituelle Erfahrungen können uns ein Gefühl von Verbundenheit, Erweiterung des Bewusstseins und innerem Frieden vermitteln.

Es gibt viele Möglichkeiten, spirituelle Erfahrungen zu machen und zu interpretieren. Eine Möglichkeit besteht darin, sich für neue Erfahrungen zu öffnen und neugierig auf das zu sein, was jenseits unseres gewohnten Denkens und unserer Erfahrung liegt. Erlauben Sie sich, neue Ideen und Perspektiven zu erkunden und sei bereit, dich von deinen eigenen Vorstellungen und Überzeugungen zu lösen. Die Praxis der Meditation kann ihnen helfen, deinen Geist zu beruhigen und tiefere Bewusstseinsebenen zu erreichen. Setze dich regelmäßig hin und beobachte deine Gedanken, ohne ihnen zu folgen. Durch die Stille und die Fokussierung kannst du Zugang zu spirituellen Erfahrungen bekommen und tiefer in dein inneres Selbst eintauchen.

Eine weitere Möglichkeit, spirituelle Erfahrungen zu machen, besteht darin, Zeit in der Natur zu verbringen und achtsam für die Schönheit und Harmonie zu sein, die sie bietet. Nehmen sie sich Zeit, um die Elemente der Natur zu beobachten, wie den Sonnenuntergang, das Rauschen der Bäume oder das Fließen eines Flusses. Indem du dich mit der Natur verbindest, kannst du eine tiefere Verbindung zur spirituellen Dimension des Lebens erfahren.

Rituale und Zeremonien sind seit jeher ein Teil vieler spiritueller Traditionen. Sie können ihnen helfen, eine Verbindung zu deinem inneren Selbst und höheren Kräften herzustellen. Finde für dich passende Rituale oder Zeremonien, sei es das Anzünden einer Kerze, das Singen eines spirituellen Liedes oder das Abhalten einer persönlichen Gebetszeit.

Spirituelle Erfahrungen können auch durch kreative Ausdrucksformen wie Kunst, Musik, Tanz oder Schreiben erreicht werden. Erlaube deiner Kreativität, frei zu fließen und nutze diese Medien, um deine spirituellen Erfahrungen auszudrücken und zu interpretieren. Sie Können auch Tagebuch führen, um deine Gedanken, Träume und Eindrücke festzuhalten.

Es ist wichtig, dass wir uns Zeit nehmen, um unsere Intuition zu trainieren und ihr zu vertrauen. Wir können unsere Intuition trainieren, indem wir uns Zeit für uns selbst nehmen und uns auf unsere Erfahrungen und Wahrnehmungen konzentrieren. Wir können auch unsere Kreativität und Inspiration fördern, um unsere Intuition zu stärken. Indem wir uns mit unserer inneren Stimme verbinden und auf unsere Intuition hören, können wir unsere wahren Bedürfnisse und Wünsche erkennen. Wir lernen, auf unsere innere Weisheit zu vertrauen und Entscheidungen zu treffen, die im Einklang mit unserem wahren Selbst stehen.

Kapitel 7: Die Fülle des Lebens

In diesem Kapitel geht es darum, wie wir unser Leben in vollen Zügen genießen und uns glücklich und dankbar fühlen können. Das Kapitel ist in sieben Abschnitte unterteilt, die sich mit verschiedenen Aspekten des Themas befassen. Im ersten Abschnitt geht es um Ziele und Träume und warum sie wichtig sind. Der zweite Abschnitt beschäftigt sich damit, wie wir realistische und inspirierende Ziele setzen können. Im dritten Abschnitt geht es darum, wie wir Hindernisse und Rückschläge überwinden können. Der vierte Abschnitt behandelt die Bedeutung von Erfüllung und Sinn im Leben. Im fünften Abschnitt geht es darum, wie wir unsere Ziele verfolgen und gleichzeitig das Leben genießen können. Der sechste Abschnitt beschäftigt sich damit, wie wir die Balance zwischen Zielen und Genuss finden können. Im siebten und letzten Abschnitt geht es darum, wie wir die Fülle des Lebens erkennen und schätzen können und uns glücklich und dankbar fühlen können.

Was sind Ziele und Träume und warum sind sie wichtig?

Ziele und Träume sind wichtige Bestandteile unseres Lebens. Sie geben uns eine Richtung vor und helfen uns, uns auf das Wesentliche zu konzentrieren. Ziele und Träume können uns motivieren und uns helfen, uns auf den Weg zu machen, um unsere Wünsche und Bedürfnisse zu erfüllen. Sie können uns auch helfen, uns auf das Positive in unserem Leben zu konzentrieren und uns dabei zu helfen, uns auf das zu konzentrieren, was wirklich wichtig ist.

Ziele und Träume können uns helfen, uns auf das zu konzentrieren, was wirklich wichtig ist. Sie können uns helfen, uns auf unsere Stärken und Talente zu konzentrieren und uns dabei helfen, unsere Ziele zu erreichen. Ziele und Träume können uns auch helfen, uns auf das Positive in unserem Leben zu konzentrieren und uns dabei helfen, uns auf das zu konzentrieren, was wirklich wichtig ist.

Es ist wichtig, dass wir uns Ziele und Träume setzen, die uns motivieren und uns helfen, uns auf das Wesentliche zu konzentrieren. Wenn wir uns Ziele und Träume setzen, die uns nicht motivieren oder uns nicht helfen, uns auf das Wesentliche zu konzentrieren, können wir uns entmutigt fühlen und aufgeben, bevor wir überhaupt angefangen haben.

Ziele und Träume können uns auch helfen, uns auf das Positive in unserem Leben zu konzentrieren und uns dabei helfen, uns auf das zu konzentrieren, was wirklich wichtig ist. Wenn wir uns auf das Positive in unserem Leben konzentrieren, können wir uns glücklicher und dankbarer fühlen. Wir können uns auch auf das konzentrieren, was wir bereits erreicht haben, und uns dabei helfen, uns auf das zu konzentrieren, was wir noch erreichen möchten.

Zusammenfassend lässt sich sagen, dass Ziele und Träume wichtige Bestandteile unseres Lebens sind. Sie können uns helfen, uns auf das Wesentliche zu konzentrieren und uns dabei helfen, unsere Ziele zu erreichen. Sie können uns auch helfen, uns auf das Positive in unserem Leben zu konzentrieren und uns dabei helfen, uns auf das zu konzentrieren, was wirklich wichtig ist.

Wie wir realistische und inspirierende Ziele setzen können

Wenn wir uns Ziele setzen, ist es wichtig, dass wir realistische und inspirierende Ziele wählen. Realistische Ziele sind Ziele, die wir auch erreichen können. Wenn wir uns unrealistische Ziele setzen, kann das dazu führen, dass wir uns entmutigt fühlen und aufgeben, bevor wir überhaupt angefangen haben. Inspirierende Ziele hingegen können uns motivieren und uns helfen, uns auf das Positive in unserem Leben zu konzentrieren.

Es gibt verschiedene Methoden, um realistische und inspirierende Ziele zu setzen. Eine Möglichkeit ist die SMART-Methode. Diese Methode hilft uns, Ziele realistisch und messbar zu formulieren. SMART ist ein Akronym, das für spezifisch, messbar, attraktiv, realistisch und terminiert steht. Wenn wir uns Ziele setzen, sollten wir sicherstellen, dass sie spezifisch, messbar, attraktiv, realistisch und terminiert sind. Auf diese Weise können wir sicherstellen, dass wir unsere Ziele erreichen und uns auf das Positive in unserem Leben konzentrieren.

Eine weitere Möglichkeit, realistische und inspirierende Ziele zu setzen, ist die Visualisierung. Wir können uns vorstellen, wie es wäre, wenn wir unser Ziel erreicht hätten. Wir können uns vorstellen, wie es sich anfühlt, unser Ziel erreicht zu haben, und uns auf das Positive in unserem Leben konzentrieren. Indem wir uns auf das Positive in unserem Leben konzentrieren, können wir uns glücklicher und dankbarer fühlen.

Zusammenfassend lässt sich sagen, dass es wichtig ist, realistische und inspirierende Ziele zu setzen. Wir sollten sicherstellen, dass unsere Ziele spezifisch, messbar, attraktiv, realistisch und terminiert sind. Wir können uns auch auf das Positive in unserem Leben konzentrieren und uns vorstellen, wie es wäre, wenn wir unser Ziel erreicht hätten. Indem wir uns auf das Positive in unserem Leben konzentrieren, können wir uns glücklicher und dankbarer fühlen.

Hindernisse und Rückschläge überwinden: Resilienz in der Zielverfolgung

Hindernisse und Rückschläge sind ein natürlicher Bestandteil unseres Lebens. Sie können uns entmutigen und uns das Gefühl geben, dass wir nicht vorankommen. Resilienz ist ein wichtiger Faktor, um Hindernisse und Rückschläge zu überwinden. Resilienz bedeutet, dass wir uns von Rückschlägen erholen und gestärkt daraus hervorgehen können. Wir können unsere Resilienz stärken, indem wir uns auf unsere Stärken und Erfolge konzentrieren und uns nicht von unseren Schwächen und Misserfolgen entmutigen lassen.

Es gibt verschiedene Methoden, um unsere Resilienz zu stärken. Eine Möglichkeit ist, uns auf unsere Stärken und Erfolge zu konzentrieren. Indem wir uns auf unsere Stärken und Erfolge konzentrieren, können wir uns selbstbewusster und motivierter fühlen. Wir können auch unsere Schwächen und Misserfolge akzeptieren und daraus lernen. Indem wir unsere Schwächen und Misserfolge akzeptieren, können wir uns auf das Positive in unserem Leben konzentrieren und uns dabei helfen, uns auf das zu konzentrieren, was wirklich wichtig ist.

Eine weitere Möglichkeit, unsere Resilienz zu stärken, ist, uns auf unsere Ziele und Träume zu konzentrieren. Wenn wir uns auf unsere Ziele und Träume konzentrieren, können wir uns motivierter und inspirierter fühlen. Wir können uns auch auf das Positive in unserem Leben konzentrieren und uns dabei helfen, uns auf das zu konzentrieren, was wirklich wichtig ist.

Zusammenfassend lässt sich sagen, dass Resilienz ein wichtiger Faktor ist, um Hindernisse und Rückschläge zu überwinden. Indem wir uns auf unsere Stärken und Erfolge konzentrieren und uns nicht von unseren Schwächen und Misserfolgen entmutigen lassen, können wir unsere Resilienz stärken und gestärkt aus Rückschlägen hervorgehen.

Die Bedeutung von Erfüllung und Sinn im Leben

Die Bedeutung von Erfüllung und Sinn im Leben ist ein wichtiger Aspekt, um ein glückliches und erfülltes Leben zu führen. Erfüllung und Sinn können uns helfen, uns auf das Positive in unserem Leben zu konzentrieren und uns dabei helfen, uns auf das zu konzentrieren, was wirklich wichtig ist.

Erfüllung und Sinn sind eng miteinander verbunden. Wenn wir uns erfüllt fühlen, haben wir das Gefühl, dass unser Leben einen tieferen Zweck hat und dass wir etwas erreicht haben. Wenn wir einen Sinn in unserem Leben finden, können wir uns auf das Positive in unserem Leben konzentrieren und uns dabei helfen, uns auf das zu konzentrieren, was wirklich wichtig ist.

Es gibt verschiedene Möglichkeiten, wie wir Erfüllung und Sinn in unserem Leben finden können. Eine Möglichkeit besteht darin, uns auf unsere Stärken und Talente zu konzentrieren. Indem wir uns auf unsere Stärken und Talente konzentrieren, können wir uns selbstbewusster und motivierter fühlen. Wir können auch unsere Schwächen und Misserfolge akzeptieren und daraus lernen. Indem wir unsere Schwächen und Misserfolge akzeptieren, können wir uns auf das Positive in unserem Leben konzentrieren und uns dabei helfen, uns auf das zu konzentrieren, was wirklich wichtig ist.

Eine weitere Möglichkeit, Erfüllung und Sinn in unserem Leben zu finden, besteht darin, uns auf unsere Beziehungen zu anderen Menschen zu konzentrieren. Beziehungen zu anderen Menschen können eine große Quelle der Erfüllung und des Sinns im Leben sein. Investieren Sie Zeit und Energie in enge Freundschaften, Familienbande oder ehrenamtliche Tätigkeiten, die Ihnen die Möglichkeit geben, anderen zu helfen und Verbindungen aufzubauen. Das Teilen von Erfahrungen, Wissen und Emotionen kann einen tiefen Sinn und Zweck in Ihrem Leben schaffen.

Es ist auch wichtig, dass wir uns Zeit nehmen, um unsere Erfahrungen und Wahrnehmungen zu reflektieren. Wir können uns fragen, was wir aus unseren Erfahrungen gelernt haben und wie wir uns in Zukunft verhalten möchten. Indem wir uns auf unsere Erfahrungen konzentrieren und uns Zeit nehmen, um darüber nachzudenken, können wir unsere Intuition stärken und lernen, ihr zu vertrauen.

Zusammenfassend lässt sich sagen, dass Erfüllung und Sinn wichtige Bestandteile unseres Lebens sind. Indem wir uns auf unsere Stärken und Talente konzentrieren, uns auf unsere Beziehungen zu anderen Menschen konzentrieren und uns Zeit nehmen, um unsere Erfahrungen und Wahrnehmungen zu reflektieren, können wir Erfüllung und Sinn in unserem Leben finden. Wir können uns auf das Positive in unserem Leben konzentrieren und uns dabei helfen, uns auf das zu konzentrieren, was wirklich wichtig ist.

Wie wir unsere Ziele verfolgen und gleichzeitig das Leben genießen können

Wenn wir uns Ziele setzen, ist es wichtig, dass wir realistische und inspirierende Ziele wählen. Realistische Ziele sind Ziele, die wir auch erreichen können. Wenn wir uns unrealistische Ziele setzen, kann das dazu führen, dass wir uns entmutigt fühlen und aufgeben, bevor wir überhaupt angefangen haben. Inspirierende Ziele hingegen können uns motivieren und uns helfen, uns auf das Positive in unserem Leben zu konzentrieren.

Es gibt verschiedene Methoden, um realistische und inspirierende Ziele zu setzen. Eine Möglichkeit ist, wie bereits erwähnt die SMART-Methode. Diese Methode hilft uns, Ziele realistisch und messbar zu formulieren. SMART ist ein Akronym, das für spezifisch, messbar, attraktiv, realistisch und terminiert steht. Wenn wir uns Ziele setzen, sollten wir sicherstellen, dass sie spezifisch, messbar, attraktiv, realistisch und terminiert sind. Auf diese Weise können wir sicherstellen, dass wir unsere Ziele erreichen und uns auf das Positive in unserem Leben konzentrieren.

Eine weitere Möglichkeit, realistische und inspirierende Ziele zu setzen, ist die Visualisierung. Wir können uns vorstellen, wie es wäre, wenn wir unser Ziel erreicht hätten. Wir können uns vorstellen, wie es sich anfühlt, unser Ziel erreicht zu haben, und uns auf das Positive in unserem Leben konzentrieren. Indem wir uns auf das Positive in unserem Leben konzentrieren, können wir uns glücklicher und dankbarer fühlen.

Es ist auch wichtig, dass wir uns Zeit nehmen, um das Leben zu genießen und uns auf das Positive in unserem Leben zu konzentrieren. Wir können uns selbst belohnen und entspannen, um uns dabei zu helfen, uns auf das zu konzentrieren, was wirklich wichtig ist. Wir können uns auch entspannen, um uns dabei zu helfen, uns auf das zu konzentrieren, was wirklich wichtig ist.

Zusammenfassend lässt sich sagen, dass es wichtig ist, realistische und inspirierende Ziele zu setzen. Wir sollten sicherstellen, dass unsere Ziele spezifisch, messbar, attraktiv, realistisch und terminiert sind. Wir können uns auch auf das Positive in unserem Leben konzentrieren und uns vorstellen, wie es wäre, wenn wir unser Ziel erreicht hätten. Indem wir uns auf das Positive in unserem Leben konzentrieren, können wir uns glücklicher und dankbarer fühlen.

Die Balance zwischen Zielen und Genuss

Die Balance zwischen Zielen und Genuss ist ein wichtiger Aspekt, um ein erfülltes Leben zu führen. Es geht darum, wie wir unsere Ziele verfolgen und gleichzeitig das Leben genießen können. Es ist wichtig, dass wir uns Zeit nehmen, um das Leben zu genießen und uns auf das Positive in unserem Leben zu konzentrieren. Wir können uns selbst belohnen und entspannen, um uns dabei zu helfen, uns auf das zu konzentrieren, was wirklich wichtig ist.

Es gibt verschiedene Möglichkeiten, wie wir uns selbst belohnen und entspannen können. Eine Möglichkeit besteht darin, uns Zeit für uns selbst zu nehmen und uns auf unsere Hobbys und Interessen zu konzentrieren. Indem wir uns auf unsere Hobbys und Interessen konzentrieren, können wir uns entspannen und uns auf das Positive in unserem Leben konzentrieren.

Eine weitere Möglichkeit, uns zu belohnen und zu entspannen, besteht darin, uns Zeit für unsere Freunde und Familie zu nehmen.

Indem wir uns Zeit für unsere Freunde und Familie nehmen, können wir uns mit ihnen verbinden und uns auf das Positive in unserem Leben konzentrieren.

Es ist auch wichtig, dass wir uns Zeit nehmen, um uns zu bewegen und Sport zu treiben. Sport kann uns helfen, uns zu entspannen und uns auf das Positive in unserem Leben zu konzentrieren. Wir können uns auch auf unsere Ernährung konzentrieren und uns gesund ernähren. Eine gesunde Ernährung kann uns helfen, uns energiegeladen und glücklich zu fühlen.

Zusammenfassend lässt sich sagen, dass es wichtig ist, dass wir uns Zeit nehmen, um das Leben zu genießen und uns auf das Positive in unserem Leben zu konzentrieren. Wir können uns selbst belohnen und entspannen, um uns dabei zu helfen, uns auf das zu konzentrieren, was wirklich wichtig ist. Wir können uns auf unsere Hobbys und Interessen konzentrieren, uns Zeit für unsere Freunde und Familie nehmen, uns bewegen und Sport treiben und uns gesund ernähren. Indem wir uns auf das Positive in unserem Leben konzentrieren, können wir ein erfülltes Leben führen.

Die Fülle des Lebens erkennen und schätzen: Wie wir uns glücklich und dankbar fühlen können

Die Fülle des Lebens erkennen und schätzen ist ein wichtiger Aspekt, um ein erfülltes Leben zu führen. Es geht darum, wie wir uns glücklich und dankbar fühlen können. Wir können uns glücklich und dankbar fühlen, indem wir uns auf das Positive in unserem Leben konzentrieren und uns auf das konzentrieren, was wirklich wichtig ist. Wir können uns auch auf das konzentrieren, was wir bereits erreicht haben, und uns dabei helfen, uns auf das zu konzentrieren, was wir noch erreichen möchten.

Es gibt verschiedene Möglichkeiten, wie wir uns glücklich und dankbar fühlen können. Eine Möglichkeit besteht darin, uns auf das Positive in unserem Leben zu konzentrieren. Indem wir uns auf das Positive in unserem Leben konzentrieren, können wir uns glücklicher und dankbarer fühlen. Wir können uns auch auf das konzentrieren, was wir bereits erreicht haben, und uns dabei helfen, uns auf das zu konzentrieren, was wir noch erreichen möchten.

Eine weitere Möglichkeit, uns glücklich und dankbar zu fühlen, besteht darin, uns auf unsere Beziehungen zu anderen Menschen zu konzentrieren. Beziehungen zu anderen Menschen können eine große Quelle der Erfüllung und des Sinns im Leben sein. Investieren Sie Zeit und Energie in enge Freundschaften, Familienbande oder ehrenamtliche Tätigkeiten, die Ihnen die Möglichkeit geben, anderen zu helfen und Verbindungen aufzubauen. Das Teilen von Erfahrungen, Wissen und Emotionen kann einen tiefen Sinn und Zweck in Ihrem Leben schaffen.

Es ist auch wichtig, dass wir uns Zeit nehmen, um unsere Erfahrungen und Wahrnehmungen zu reflektieren. Wir können uns fragen, was wir aus unseren Erfahrungen gelernt haben und wie wir uns in Zukunft verhalten möchten. Indem wir uns auf unsere Erfahrungen konzentrieren und uns Zeit nehmen, um darüber nachzudenken, können wir unsere Intuition stärken und lernen, ihr zu vertrauen.

Zusammenfassend lässt sich sagen, dass es wichtig ist, dass wir uns auf das Positive in unserem Leben konzentrieren und uns auf das konzentrieren, was wirklich wichtig ist. Wir können uns auf unsere Beziehungen zu anderen Menschen konzentrieren und uns Zeit nehmen, um unsere Erfahrungen und Wahrnehmungen zu reflektieren. Indem wir uns auf das Positive in unserem Leben

konzentrieren, können wir uns glücklicher und dankbarer fühlen.
Wir können uns auch auf das konzentrieren, was wir bereits
erreicht haben, und uns dabei helfen, uns auf das zu konzentrieren,
was wir noch erreichen möchten.

Schlusswort

In diesem Buch haben wir uns mit verschiedenen Aspekten des Lebens beschäftigt, die uns helfen können, ein erfülltes und glückliches Leben zu führen. Wir haben uns mit der Bedeutung von Zielen und Träumen, der Resilienz, der Erfüllung und dem Sinn im Leben, der Balance zwischen Zielen und Genuss und der Fülle des Lebens beschäftigt.

Es ist wichtig, dass wir uns Zeit nehmen, um uns auf das Positive in unserem Leben zu konzentrieren und uns auf das zu konzentrieren, was wirklich wichtig ist. Wir können uns selbst belohnen und entspannen, um uns dabei zu helfen, uns auf das zu konzentrieren, was wirklich wichtig ist. Wir können uns auch auf das konzentrieren, was wir bereits erreicht haben, und uns dabei helfen, uns auf das zu konzentrieren, was wir noch erreichen möchten.

Ich lade Sie ein, die Prinzipien und Konzepte, die wir in diesem Buch besprochen haben, in Ihrem täglichen Leben anzuwenden. Indem Sie sich auf das Positive in Ihrem Leben konzentrieren und sich auf das konzentrieren, was wirklich wichtig ist, können Sie ein erfülltes und glückliches Leben führen.

Ich hoffe, dass dieses Buch Ihnen geholfen hat, Ihre Perspektive auf das Leben zu erweitern und Ihnen neue Einsichten und Erkenntnisse gebracht hat. Ich wünsche Ihnen alles Gute auf Ihrem Weg zu einem erfüllten und glücklichen Leben.

Anhang

Im Anhang dieses Buches finden Sie eine Zusammenstellung von Übungen, Meditationen und Affirmationen für jede Lebenslage. Diese Übungen können Ihnen helfen, sich zu entspannen, Stress abzubauen und Ihre Gedanken zu klären. Die Meditationen können Ihnen helfen, sich auf das Positive in Ihrem Leben zu konzentrieren und sich auf das zu konzentrieren, was wirklich wichtig ist. Die Affirmationen können Ihnen helfen, sich selbst zu motivieren und Ihr Selbstbewusstsein zu stärken.

Zusätzlich finden Sie im Anhang ein Ressourcenverzeichnis und weiterführende Literaturhinweise. Diese Ressourcen und Literaturhinweise können Ihnen helfen, Ihr Wissen zu vertiefen und Ihre Fähigkeiten zu verbessern.

Abschließend möchte ich mich bei allen Lesern und Mitwirkenden bedanken. Ohne Ihre Unterstützung wäre dieses Buch nicht möglich gewesen. Ich hoffe, dass dieses Buch Ihnen geholfen hat, Ihre Perspektive auf das Leben zu erweitern und Ihnen neue Einsichten und Erkenntnisse gebracht hat. Ich wünsche Ihnen alles Gute auf Ihrem Weg zu einem erfüllten und glücklichen Leben.

Übungen

- **Atemübungen**: Atemübungen können Ihnen helfen, sich zu entspannen und Stress abzubauen. Eine einfache Atemübung besteht darin, tief einzuatmen und langsam auszuatmen. Setzen Sie sich bequem hin und atmen Sie tief durch die Nase ein. Halten Sie den Atem für ein paar

Sekunden an und atmen Sie dann langsam durch den Mund aus. Wiederholen Sie dies mehrere Male, um sich zu beruhigen und zu entspannen.

Eine weitere Atemübung besteht darin, den Atem zu zählen. Atmen Sie tief durch die Nase ein und zählen Sie bis vier. Halten Sie den Atem für ein paar Sekunden an und zählen Sie dann bis vier, während Sie langsam durch den Mund ausatmen. Wiederholen Sie dies mehrere Male, um sich zu entspannen und Stress abzubauen.

Es gibt viele verschiedene Arten von Atemübungen, die Ihnen helfen können, sich zu entspannen und Stress abzubauen. Probieren Sie verschiedene Techniken aus und finden Sie heraus, welche für Sie am besten funktionieren.

- **Yoga**: Yoga ist eine körperliche und geistige Praxis, die Ihnen helfen kann, sich zu entspannen und Ihre Flexibilität und Kraft zu verbessern. Es gibt viele verschiedene Arten von Yoga, von denen jede ihre eigenen Vorteile hat.

Yoga ist eine körperliche und geistige Praxis, die Ihnen helfen kann, sich zu entspannen und Ihre Flexibilität und Kraft zu verbessern. Es gibt viele verschiedene Arten von Yoga, von denen jede ihre eigenen Vorteile hat. Eine einfache Möglichkeit, Yoga zu praktizieren, besteht darin, eine Yoga-Matte auf den Boden zu legen und einige grundlegende Yoga-Übungen auszuführen. Einige der grundlegenden Yoga-Übungen umfassen die Berghaltung, den herabschauenden Hund, den Krieger, den Baum und den Kindersitz. Diese Übungen können Ihnen helfen, Ihre Flexibilität und Kraft zu verbessern und gleichzeitig Stress abzubauen und sich zu entspannen. Es gibt viele Yoga-Studios und Online-Kurse, die Ihnen helfen können, Yoga zu erlernen und Ihre Fähigkeiten zu verbessern. Ich hoffe, dass diese Informationen Ihnen helfen, Yoga zu verstehen und zu beginnen.

- **Tai Chi**: Tai Chi ist eine chinesische Kampfkunst, die Ihnen helfen kann, sich zu entspannen und Ihre Flexibilität und Kraft zu verbessern. Es ist eine sanfte Übung, die für Menschen jeden Alters geeignet ist.

Tai Chi ist eine chinesische Kampfkunst, die Ihnen helfen kann, sich zu entspannen und Ihre Flexibilität und Kraft zu verbessern. Es ist eine sanfte Übung, die für Menschen jeden Alters geeignet ist. Um Tai Chi zu praktizieren, können Sie einen Kurs besuchen oder Online-Ressourcen nutzen. Eine einfache Möglichkeit, Tai Chi zu erlernen, besteht darin, eine Tai Chi-Übung auszuwählen und diese regelmäßig zu praktizieren. Es gibt viele verschiedene Tai Chi-Übungen, die Ihnen helfen können, sich zu entspannen und Ihre Flexibilität und Kraft zu verbessern. Tai Chi kann auch dazu beitragen, Ihre körperliche Fitness zu verbessern und Stress abzubauen. Ich hoffe, dass diese Informationen Ihnen helfen, Tai Chi zu verstehen und zu beginnen.

- **Progressive Muskelentspannung**: Progressive Muskelentspannung ist eine Technik, bei der Sie Ihre

Muskeln nacheinander anspannen und dann entspannen, um sich zu entspannen und Stress abzubauen.

Die Progressive Muskelentspannung ist eine Entspannungstechnik, bei der Sie Ihre Muskeln nacheinander anspannen und dann entspannen, um sich zu entspannen und Stress abzubauen. Die Übung besteht darin, dass Sie Ihre Muskeln für einige Sekunden anspannen und dann entspannen. Beginnen Sie mit den Muskeln in Ihren Füßen und arbeiten Sie sich langsam nach oben durch Ihren Körper. Spannen Sie jeden Muskel für etwa 5 Sekunden an und entspannen Sie ihn dann für etwa 10 Sekunden. Wiederholen Sie dies für jeden Muskel in Ihrem Körper. Diese Übung kann Ihnen helfen, sich zu entspannen und Stress abzubauen. Es gibt viele Online-Ressourcen und Videos, die Ihnen helfen können, die Progressive Muskelentspannung zu erlernen und Ihre Fähigkeiten zu verbessern.

- **Autogenes Training**: Autogenes Training ist eine Entspannungstechnik, bei der Sie sich auf bestimmte Körperbereiche konzentrieren und sich vorstellen, dass sie warm und schwer werden, um sich zu entspannen.

Autogenes Training ist eine Entspannungstechnik, bei der Sie sich auf bestimmte Körperbereiche konzentrieren und sich vorstellen, dass sie warm und schwer werden, um sich zu entspannen. Um das Autogene Training durchzuführen, können Sie sich an einen ruhigen Ort setzen oder legen und sich auf Ihre Atmung konzentrieren. Konzentrieren Sie sich dann auf bestimmte Körperbereiche, wie zum Beispiel Ihre Arme oder Beine, und stellen Sie sich vor, dass sie warm und schwer werden. Wiederholen Sie diese Vorstellung mehrere

Male, um sich zu entspannen und Stress abzubauen. Es gibt viele Online-Ressourcen und Videos, die Ihnen helfen können, das Autogene Training zu erlernen und Ihre Fähigkeiten zu verbessern.

- **Achtsamkeitsübungen**: Achtsamkeitsübungen können Ihnen helfen, sich auf den gegenwärtigen Moment zu konzentrieren und sich zu entspannen. Eine einfache Achtsamkeitsübung besteht darin, sich auf Ihren Atem zu konzentrieren und Ihre Gedanken zu beobachten, ohne sie zu bewerten.

Eine Achtsamkeitsübung ist eine Übung, bei der Sie lernen, sich auf den gegenwärtigen Moment zu konzentrieren und sich zu entspannen. Eine einfache Achtsamkeitsübung besteht darin, sich auf Ihren Atem zu konzentrieren und Ihre Gedanken zu beobachten, ohne sie zu bewerten. Hier sind die Schritte, um diese Übung durchzuführen:

1. Suchen Sie einen ruhigen Ort, an dem Sie sich entspannen können.
2. Setzen Sie sich bequem hin und schließen Sie Ihre Augen.
3. Konzentrieren Sie sich auf Ihren Atem und spüren Sie, wie er in Ihren Körper ein- und ausströmt.
4. Wenn Ihre Gedanken abschweifen, bringen Sie Ihre Aufmerksamkeit sanft zurück zu Ihrem Atem.
5. Beobachten Sie Ihre Gedanken, ohne sie zu bewerten oder zu beurteilen.
6. Wiederholen Sie diesen Vorgang für 5 bis 10 Minuten.

- **Laufen**: Laufen ist eine großartige Möglichkeit, um sich zu entspannen und Stress abzubauen. Es kann auch Ihre körperliche Fitness verbessern und Ihnen helfen, Gewicht zu verlieren.

- **Schwimmen**: Schwimmen ist eine sanfte Übung, die Ihnen helfen kann, sich zu entspannen und Ihre körperliche Fitness zu verbessern. Es ist auch eine großartige Möglichkeit, um Gewicht zu verlieren.

- **Wandern**: Wandern ist eine großartige Möglichkeit, um sich zu entspannen und Stress abzubauen. Es kann auch Ihre körperliche Fitness verbessern und Ihnen helfen, Gewicht zu verlieren.

- **Tanzen**: Tanzen ist eine großartige Möglichkeit, um sich zu entspannen und Stress abzubauen. Es kann auch Ihre körperliche Fitness verbessern und Ihnen helfen, Gewicht zu verlieren.

Meditationen

Meditation ist eine Übung, bei der man lernt, sich auf den gegenwärtigen Moment zu konzentrieren und sich zu entspannen. Eine einfache Definition von Meditation ist, dass es ein "bei sich sein" ist, wörtlich übersetzt bedeutet es so viel wie sich zur Mitte hin ausrichten oder einen Zustand entspannter Aufmerksamkeit einzunehmen. Das Ziel besteht darin, sich von den Reizen der

Außenwelt und dem Trubel des Alltags in sich selbst zurückzuziehen und anzunehmen, was gerade da ist. Es gibt viele verschiedene Arten von Meditation, die von verschiedenen Kulturen und Traditionen praktiziert werden.

- **Atemmeditation**: Atemmeditation ist eine Technik, bei der Sie sich auf Ihren Atem konzentrieren, um sich zu entspannen und Ihre Gedanken zu beruhigen.

- **Achtsamkeitsmeditation**: Achtsamkeitsmeditation ist eine Technik, bei der Sie sich auf den gegenwärtigen Moment konzentrieren und Ihre Gedanken beobachten, ohne sie zu bewerten.

- **Visualisierung**: Visualisierung ist eine Technik, bei der Sie sich vorstellen, dass Sie an einem ruhigen und friedlichen Ort sind, um sich zu entspannen und Stress abzubauen.

- **Mantra-Meditation**: Mantra-Meditation ist eine Technik, bei der Sie ein Wort oder einen Satz wiederholen, um sich zu entspannen und Ihre Gedanken zu beruhigen.

- **Gehmeditation**: Gehmeditation ist eine Technik, bei der Sie sich auf Ihre Schritte konzentrieren, um sich zu entspannen und Ihre Gedanken zu beruhigen.

- **Metta-Meditation**: Metta-Meditation ist eine Technik, bei der Sie sich auf Liebe und Mitgefühl konzentrieren, um sich zu entspannen und Ihre Gedanken zu beruhigen.

- **Transzendentale Meditation**: Transzendentale Meditation ist eine Technik, bei der Sie ein Mantra wiederholen, um sich zu entspannen und Ihre Gedanken zu beruhigen.

- **Zen-Meditation**: Zen-Meditation ist eine Technik, bei der Sie sich auf den gegenwärtigen Moment konzentrieren und Ihre Gedanken beobachten, ohne sie zu bewerten.

Affirmationen

Eine Affirmation ist eine positiv formulierte Aussage, die über einen längeren Zeitraum regelmäßig wiederholt wird, um ein bestimmtes Ziel zu erreichen. Affirmationen sind eine Form der geistig-psychologischen Selbsthilfe und werden im Rahmen einiger modernen spirituellen Strömungen und in der Persönlichkeitsentwicklung angewandt.

- **Ich bin stark und selbstbewusst**: Wiederholen Sie diese Affirmation, wenn Sie sich unsicher oder ängstlich fühlen. Es kann Ihnen helfen, sich selbstbewusster und mutiger zu fühlen.

- **Ich bin voller Energie und Tatendrang**: Wiederholen Sie diese Affirmation, wenn Sie sich müde oder unmotiviert fühlen. Es kann Ihnen helfen, sich energiegeladener und motivierter zu fühlen.

- **Ich bin glücklich und zufrieden**: Wiederholen Sie diese Affirmation, wenn Sie sich gestresst oder unglücklich fühlen. Es kann Ihnen helfen, sich auf das Positive in Ihrem Leben zu

konzentrieren und sich glücklicher und zufriedener zu
fühlen.

- **Ich bin dankbar für alles, was ich habe**: Wiederholen Sie
  diese Affirmation, wenn Sie sich undankbar oder
  unzufrieden fühlen. Es kann Ihnen helfen, sich auf das
  Positive in Ihrem Leben zu konzentrieren und sich dankbarer
  zu fühlen.

- **Ich bin in der Lage, meine Ziele zu erreichen**: Wiederholen
  Sie diese Affirmation, wenn Sie sich unsicher oder entmutigt
  fühlen. Es kann Ihnen helfen, sich selbstbewusster und
  motivierter zu fühlen und Ihre Ziele zu erreichen.

- **Ich bin umgeben von Liebe und Freundschaft**: Wiederholen
  Sie diese Affirmation, wenn Sie sich einsam oder isoliert
  fühlen. Es kann Ihnen helfen, sich auf Ihre Beziehungen zu
  anderen Menschen zu konzentrieren und sich glücklicher
  und erfüllter zu fühlen.

- **Ich bin einzigartig und wertvoll**: Wiederholen Sie diese
  Affirmation, wenn Sie sich unsicher oder minderwertig
  fühlen. Es kann Ihnen helfen, sich selbstbewusster und
  selbstsicherer zu fühlen und Ihre Einzigartigkeit und Ihren
  Wert zu schätzen.

Ich hoffe, dass diese Zusammenstellung Ihnen hilft, Übungen,
Meditationen und Affirmationen zu finden, die Ihnen helfen, ein
erfülltes und glückliches Leben zu führen.

Ressourcenverzeichnis

- "Gedanken: Wie sie wirken, wie Sie ihre Macht nutzen" von
  Jochen Mai

- "Die Kraft positiver Gedanken" von Dr. Joseph Murphy

- "Die Macht der Gedanken: So kann sie dich positiv beeinflussen" von Utopia

- "Gedanken: So beeinflussen sie unser Leben" von Focus Online

Mit diesen Ressourcen und Literaturhinweisen können sie Ihr Wissen zu vertiefen und Ihre Fähigkeiten zu verbessern.